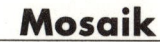

Mosaik
bei GOLDMANN

Buch

Jede werdende Mutter spürt intuitiv, dass das ungeborene Baby bereits auf Reize und Geräusche aus der Außenwelt reagiert. Schon im sehr frühen Entwicklungsstadium sind die Sinne und damit auch das Gehör ausgebildet – und sein kleiner Besitzer weiß schon sehr genau, was ihm gefällt. Neben der Stimme der Mutter sind das zum Beispiel auch schon bestimmte Musikstücke oder Rhythmen. Die Autoren, Experten für die frühkindliche Entwicklung, zeigen, wie werdende Mütter die Schwangerschaft noch intensiver erleben und genießen und zugleich die Entwicklung des Babys schon im Mutterleib fördern können.

Autoren

Dr. Hetty van de Rijt studierte Psychologie und Anthropologie und war einige Zeit an einem Institut für geistig behinderte Kinder tätig. Dr. Frans X. Plooij spezialisierte sich nach seinem Studium der Psychologie und Biologie auf das Gebiet der Entwicklungspsychologie. Seit 25 Jahren erforschen die beiden die Beziehung zwischen Eltern und Baby und haben sich mit ihrer Arbeit sowohl bei Ärzten als auch bei Eltern einen Namen gemacht.

Bei Mosaik bei Goldmann von Dr. Hetty van de Rijt und Dr. Frans X. Plooij erschienen:

Oje, ich wachse (16144)

Hetty van de Rijt
Frans X. Plooij

Öhrchen
im Bauch

Die ersten Erfahrungen
des Ungeborenen
mit Musik und Sprache

Aus dem Niederländischen
von Eva Schweikart

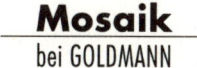

Mosaik
bei GOLDMANN

Gewidmet den drei »Bauchbabys« in unserer Familie: der kleinen Nine Swinkels, deren Öhrchen bald »aufs Trockene« kommen, und den winzigen Zwillingen Stuurop, die von ihren Eltern noch »die Babys« genannt werden.

Dank an alle Mütter, Väter und an eine Oma, die an dem »Do Re Mi«-Projekt auf unserer Webside www.kiddysites.com mitgewirkt haben.

Umwelthinweis:
Alle bedruckten Materialien dieses Taschenbuches
sind chlorfrei und umweltschonend.

Deutsche Erstausgabe Februar 2003
© 2003 Wilhelm Goldmann Verlag, München,
ein Unternehmen der Verlagsgruppe Random House GmbH
© 2000 by Kiddy World Promotions B. V.
Alle Rechte vorbehalten
Originaltitel: Oortjes onder water
Originalverlag: Komos-Z&K, Utrecht
Umschlaggestaltung: Design Team München
unter Verwendung einer Illustration von
Kiddy World Promotions B. V.
Umschlag: Design Team München
Redaktion: Beatrix Kunkel
Satz: Filmsatz Schröter GmbH, München
Druck: GGP Media, Pößneck
Verlagsnummer: 16482
Kö · Herstellung: Max Widmaier
Printed in Germany
ISBN 3-422-16482-6
www.goldmann-verlag.de

1 3 5 7 9 10 8 6 4 2

Inhalt

Den Öhrchen »aufs Trockene« helfen 103

Wirkt Musik Wunder? 113

Vorwort

Jede werdende Mutter weiß intuitiv, dass ein Plauder-
stündchen entspannend auf ihr Baby wirkt. Also spricht
oder scherzt sie mit ihrem Bauch. Das macht sie allerdings meist unbeobachtet, nicht in der Öffentlichkeit. Allein die Vorstellung, dass man die Straße entlanggeht
und ausführlich mit dem eigenen Bauch redet – man
würde sich geradezu lächerlich machen! Dabei ist es keineswegs lächerlich, dass eine Mutter mit ihrem ungeborenen Kind redet, ihm etwas vorsingt, mit ihm Musik
hört und entspannt. All das wirkt sich sogar sehr positiv
auf das Ungeborene aus.

Babys im Mutterleib haben bereits sehr früh funktionie-
rende Öhrchen. Und deren kleine Besitzer geben schon
bald zu erkennen, wie sie die Geräusche um sich herum
empfinden. Sie haben deutliche Vorlieben, insbesondere
für Sprache und Musik. Und manche Musik geht ihnen
angenehmer ins Ohr als andere.

Dieses Buch nimmt Sie mit in die faszinierende Welt
Ihres ungeborenen Babys. Früher einmal nannte man das
kleine Wesen im Bauch einen »hirnlosen Dickkopf«,
heute aber wissen wir es besser. Das Mini-Menschlein
kann bereits sehen, fühlen, schmecken, hören – ja sogar
seine Stimme einsetzen! Es macht sich die Rhythmen der

Mutter zu Eigen, erlebt ihre Stimmungen mit und lernt
daraus. Es reagiert auf Sprache und Musik und zeigt
dabei schon einen eigenen Geschmack. Kurzum: Das
Baby im Bauch ist etwas sehr Besonderes, und es ist einzigartig! Wenn seine Öhrchen bei der Geburt »über Wasser« kommen, kann es Stimmen und Musik, die es zuvor
oft gehört hat, wiedererkennen. Schließlich hat es zu diesem Zeitpunkt schon ein ganzes Leben hinter sich: ein
Leben mit den Öhrchen im Bauch.

Dieses Buch bietet Ihnen:

Informationen über das Leben und Wohlergehen von Babys im Mutterleib

Wir führen auf, was wissenschaftlich nachgewiesen wurde. Vieles ist allerdings noch nicht erforscht. Sie sollten daher nie an der eigenen Intuition zweifeln. Tun Sie das, was Sie für gut halten, und lassen Sie weg, was Ihnen unwichtig erscheint. Schon öfter hat die Wissenschaft etwas »entdeckt«, was Mütter eigentlich schon längst wussten.

 ## TIPPS zum Kennenlernen und zum gemeinsamen Genießen

Jedes Baby reagiert individuell auf das, was es im Bauch zu hören bekommt: auf die Stimmen von Vater, Mutter und Geschwistern, auf Hundegebell oder auf das Zwitschern des Kanarienvogels. Wir schlagen Spiele vor und geben Anregungen zum gegenseitigen Kennenlernen.

 ## Ein persönliches TAGEBUCH über die Zeit mit Ihrem ungeborenen Kind

Sie bekommen Anregungen für eigene Aufzeichnungen während der Schwangerschaft. So entsteht ein ganz individueller Bericht, den Sie später immer wieder gern lesen werden.

Vom »hirnlosen Dickkopf« zum magischen Mini-Menschlein

In der Antike äußerte der Grieche Aristippos die Ansicht, ein Mann könne mit seinen Kindern tun, was er wolle. Dieses Recht stehe ihm zu, denn ein Kind sei lediglich eine Ausscheidung seines Körpers. Deshalb sei es sein Eigentum, genau wie Speichel, Schleim, Kot und sonstiger Unflat. Auch diesen lasse der Mann irgendwo zurück, weil er wertlos für ihn sei. Ebenso verfahre er mit Läusen und Flöhen an seinem Körper. Auf solche schmarotzenden Insekten lege er keinen Wert und drücke sie deshalb tot. Vielen Barbarenkindern erging es kaum besser. Sie wurden für einen guten Zweck »verwendet« und den Göttern geopfert. Man mauerte die armen Wesen beispielsweise in die Fundamente von Brücken und Gebäuden ein, damit sie dem betreffenden Bauwerk Glück brächten. Noch vor etwas mehr als zweihundert Jahren wurden Babys als missgestaltet und dumm beschrieben: Der berühmte Philosoph und Pädagoge Jean-Jacques Rousseau bezeichnete das ungeborene Kind als »hirnlosen Dickkopf«.

Alte Sichtweise

Sehr lange glaubte man, Babys hätten keine bewusste
Wahrnehmung, war ihr Gehirn doch so wenig entwickelt, dass man sie für lernunfähig hielt. Man dachte, sie
wären unempfindlich gegen jede Einwirkung ihrer Umgebung. Schmerzen konnten sie angeblich ebenso wenig
verspüren wie Wohlgefühle, und man sprach ihnen jegli-
che Erinnerungsfähigkeit ab. Man war also der Überzeugung, dass sie keine wirklich menschliche Erfahrung
haben konnten. Babys, so glaubte man, kämen hirnlos,
taub, stumm und blind zur Welt. Daher schien es dumm
und lächerlich, wenn Eltern mit solch einem Wesen zu
sprechen versuchten.

Vorurteile über Vorurteile

Über Jahrhunderte hinweg hielten sich viele uralte Vorstellungen bei Ärzten und Wissenschaftlern. Die ganze
Zeit gingen sie davon aus, ein Neugeborenes sei lediglich
ein Klumpen Materie mit noch kaum funktionierendem
Nervensystem. Ein »Ding«, das noch nicht fertig war, das
erst noch Mensch werden musste. Aus dieser Sichtweise
leiteten die Chirurgen das Recht ab, ohne vorherige Be-
täubung große Operationen an den Neugeborenen
durchzuführen. Die Psychologen teilten die Ansicht der
Mediziner. Im Brustton der Überzeugung verkündeten
sie, ein Baby beginne erst im zweiten Lebensjahr zu denken, und erst dann werde es sich der eigenen Existenz
bewusst. Davor habe es keinen Sinn, es als Mensch zu be-

handeln: Man könne dem »Ding« ja doch nichts beibringen. So nahm man sich die Freiheit, nach Belieben mit ihm umzuspringen, denn man glaubte, es würde sich später ohnehin an nichts erinnern. Ob das Kleine monatelang einsam und ohne Zuwendung in seiner Wiege oder in einem Krankenhausbett lag, hielt man für unerheblich, war man doch überzeugt, dass es nichts von all dem merkte. Und falls es doch einmal lächelte, wimmerte, weinte oder schrie, dann tat man das als Zufall ab. Als Reflex, weiter nichts.

Technische Fortschritte und Beobachtungen

In den letzten 30 Jahren wurden unzählige Beweise dafür erbracht, dass ein Baby schon früh mehr kann als angenommen. Einige dieser Beweise verdanken wir technischen Errungenschaften. So ermöglicht es beispielsweise die Echoskopie oder Ultraschalluntersuchung, das Verhalten selbst kleinster Babys im Mutterleib zu beobachten. Und mithilfe der Intrauterinfotografie lässt sich nicht nur die Befruchtung im Bild festhalten, man kann damit auch die ersten Zellteilungen und das Wachstum des Kindes verfolgen. Bei den Psychologen kam der Durchbruch, als sie ihre Studierzimmer verließen, um das Baby in höchsteigener Person zu beobachten. Erst da fiel ihnen auf, wie klug solch ein kleines Wesen schon ist und wie viel es bereits kann. So fanden sie zum Beispiel heraus, dass Neugeborene mit-

tels Bewegungen, Saugen, Zuhören und Blicken Kontakt
suchen und dass sie ihre ganz eigene Art zu reagieren
und zu kommunizieren haben.

Von Anfang an ein kluges Kind …

Selbst sehr kleine Babys im Mutterleib verfügen schon
über Lernfähigkeit und Intelligenz, und beides zeigt sich
immer deutlicher, je weiter ihre Entwicklung fortschrei-
tet. Wir können sehen, wie sehr das winzige Wesen be-

Heureka, sie spüren Schmerz!

*Im Grunde genommen ist es verwunderlich, wie lange es
gedauert hat, bis Ärzte und Wissenschaftler Neugeborene
angemessen zu würdigen begannen. Vor noch gar nicht
langer Zeit war auf einem Ärztekongress in Rotterdam die
Rede davon, dass die Wissenschaft immer mehr erkenne,
dass Babys Schmerzen erleiden können – eine Tatsache,
die Müttern längst bekannt war. Ferner wurde erwähnt,
dass Babys mitunter nach wie vor ohne richtige Betäu-
bung operiert würden, wobei man ihnen vor größeren Eingriffen ein muskelentspannendes Mittel verabreiche, weil
sie ansonsten nicht ruhig liegen blieben. Sie finden das
ungeheuerlich? Mit vollem Recht: Die Babys kommen
nämlich fast um vor Schmerzen! Es bleibt nur zu hoffen,
dass möglichst bald sämtliche Ärzte zu dieser Überzeugung gelangen.*

reits »Mensch« ist. Es macht bereits all das, was auch Neugeborene tun. Es schließt die Augen. Womöglich träumt es sogar, denn man hat Augenbewegungen beobachtet, wie sie für Träumende typisch sind. Es lutscht am Daumen. Es reckt und streckt sich. Es tanzt und hopst, vollführt kleine Sprünge, Pirouetten und Purzelbäume. Es spielt mit der Nabelschnur. Mit dem Blick folgt es dem Licht, das durch die Bauchdecke dringt, und guckt sich in seinem »Zuhause« um. Auf liebevolle Hände bewegt es sich zu, vor spitzen Nadeln und sehr lauten Geräuschen zieht es sich zurück. Es trinkt Fruchtwasser und nimmt dabei den mütterlichen Geruch wahr. Wenn es die Mutter, den Vater oder auch den

Das geheimnisvolle Leben im Bauch

Früher rankten sich allerlei Vorurteile um das Leben in der dunklen, unbekannten Gebärmutter – Vorurteile, die von Unwissenheit herrührten. Man wusste einfach nicht, was sich da drinnen tat. Und genau wie kleine Kinder sich etwas zusammenfantasieren, machten es auch die Philosophen, die Wissenschaftler und das »gewöhnliche Volk«. Manche stellten sich die Gebärmutter als eine Art Folterkammer vor, in der das heranwachsende Baby von Würmern gebissen wurde. Andere wiederum waren davon überzeugt, es habe im Mutterleib eine Art »Paradies auf Erden«.

Kanarienvogel singen hört, dann lauscht es. Deshalb erkennt es nach der Geburt deren Stimmen wieder. Gefühle erlebt es gemeinsam mit der Mutter. Sieht diese sich einen traurigen, spannenden oder romantischen Film an, reagiert das Baby genau wie sie. Seine Mimik ist wie ein offenes Buch: Man kann daran ablesen, ob ihm etwas behagt oder nicht.

... und ein kleines Individuum

Kein Baby ist wie das andere. Jedes hat seine eigene Persönlichkeit, und zwar schon im Mutterleib. Bei Zwillingen ist das sehr gut erkennbar: Eines der Kinder ist immer dasjenige, das den Impuls zu einem »Spiel« gibt, das andere führt es aus. Diese Rollenverteilung bleibt nach der Geburt bestehen. So hat jedes Baby bereits im Mutterleib seine individuellen Eigenschaften. Und nicht nur das, es zeigt auch schon früh bestimmte Vorlieben.

»Jedes Mal, wenn ich Staub saugte, wurde Leonie in meinem Bauch sehr unruhig. Das Geräusch schien ihr nicht zu gefallen. Daran hat sich auch nach der Geburt nichts geändert: Sobald ich den Staubsauger anschalte, weint sie laut.«

»Wenn Theo in meinem Bauch unruhig war, brauchte ich nur energisch Staub zu saugen, und schon beruhigte er sich. Jetzt, nach der Geburt, schläft er problemlos ein, wenn er das Geräusch – genau! – des Staubsaugers hört.«

Das »Bauchbaby«

In den letzten 30 Jahren hat man mehr über Babys herausgefunden als in all den Jahrhunderten davor. Und diese Erkenntnisse sind so überraschend und revolutionär, dass fast alle unsere Vorstellungen mittlerweile veraltet sind. Ärzte und Forscher nehmen das ungeborene Baby nunmehr als Mensch wahr und stehen ihm aufgeschlossen gegenüber. Frankreich kommt dabei eine Vorreiterrolle zu. Dort befasste man sich früher und intensiver als andernorts mit Babys im Mutterleib. Viele französische Ärzte und Forscher finden den Begriff »Fötus« zu anatomisch für das magische Mini-Menschlein, sie sprechen deshalb gern vom »Bauchbaby«.

TAGEBUCH
So einzigartig bist du!

Was fällt Ihnen an Ihrem Bauchbaby auf? Verhält es sich oft lebhaft? Spüren Sie, wann es Zeit zum Spielen ist? Und wann Zeit zum Schlafen? Oder hat Ihr Kleines keine bestimmten Schlafenszeiten und macht stattdessen kurze Nickerchen? Spüren Sie vor allem beim Gehen Bewegungen des Babys? Oder eher, wenn Sie sich ausruhen? In welchen Situationen kommt Protest? Möglicherweise, wenn Sie heftige Bewegungen machen, Stress haben oder zusammengekauert dasitzen? Diese und ähnliche Fragen können Sie in Ihrem Tagebuch beantworten.

Geräusche und Stimmen erkennen

Das Baby lernt bereits im Mutterleib. Immer mehr Erkenntnisse sprechen nämlich dafür, dass sein Gedächtnis schon funktioniert, bevor es das Licht der Welt erblickt. Und das ist etwas ganz Besonderes, denn das Gedächtnis ist die Grundvoraussetzung für jegliches Lernen.

Das ist Mama!

Dass ein Baby nach der Geburt mit hoher Wahrscheinlichkeit die Stimme der Mutter wiedererkennt, belegen Versuche wie der folgende. Man weiß, dass Babys eifriger saugen, wenn sie sich wohl fühlen oder wenn ihnen etwas sehr gefällt, und gab drei Tage alten Säuglingen spezielle Schnuller in den Mund, mit denen sich die Sauggeschwindigkeit messen ließ. Außerdem setzte man ihnen kleine Kopfhörer auf. Durch diese erklangen abwechselnd die Stimme der Mutter und die einer fremden Frau. Das Resultat: 15 von 16 Babys saugten eifriger, wenn sie die Mutter hörten. Sie empfanden ihre Stimme demnach als etwas Besonderes.

»Während der Schwangerschaft haben wir viel mit Leonie gesprochen. Nach der Geburt reagierte sie sofort auf unsere Stimmen. Sie blickte uns ruhig an und wurde still, sobald wir etwas sagten. Ein andermal, als sie noch im Brutkasten lag, hörte sie auf zu weinen, als wir ins Zimmer kamen und sie unsere Stimmen hörte. Und das, obwohl sie – wie uns die Schwestern sagten – den ganzen Nachmittag über geweint hatte.«

Und da ist Papa!

Dass ein Neugeborenes auch die Stimme seines Vaters erkennt, geht aus folgendem Versuch hervor. Man ließ einem Baby zwei Männer etwas ins Ohr sagen: Der Vater sprach in das eine Ohr, ein fremder Mann in das andere. In acht von zehn Fällen wandte das Kind sich seinem Vater zu. Es hatte also seine Stimme wiedererkannt.

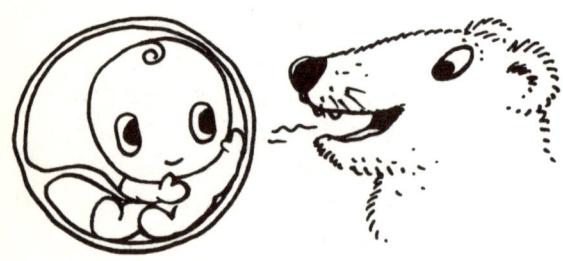

»Während der Schwangerschaft hat Nicos Vater immer wieder den Kopf an meinen Bauch gelegt und gebrummt. Ich bin fest überzeugt, dass Nico dieses Brummen nach der Geburt wiedererkannte, denn jedes Mal, wenn er es hörte, wandte er sich zu seinem Vater hin.«

»Als unsere Marie unmittelbar nach der Geburt mit geschlossenen Augen auf meinem Bauch lag und der Gynäkologe etwas zu ihr sagte, blieben ihre Äuglein geschlossen. Daraufhin sagte mein Mann ›Hallo, Marie‹ zu ihr. Sofort schlug sie die Augen auf und guckte ihren Vater an, als wollte sie sagen: ›Diese Stimme kenn ich doch!‹ Mein Mann hatte während der Schwangerschaft regelmäßig mit ihr geredet.«

Mama kenne ich am besten!

Wenn ein Neugeborenes sich zwischen den Stimmen von Mutter und Vater entscheiden soll, hat die Mutter die besseren Chancen. Diesen Sachverhalt hat man folgendermaßen entdeckt. Man legte Neugeborene auf den Rücken und ließ die Mutter in das eine und den Vater in das andere Ohr flüstern. So gut wie alle Babys drehten den Kopf in Richtung der mütterlichen Stimme. Im Grunde genommen ist das einleuchtend, denn die Stimme der Mutter hören die Kleinen viel häufiger als die des Vaters. Und Übung macht nun einmal den Meister.

»Eigentlich rede ich den ganzen Tag mit meinem Bauch. Ich erzähle, was ich da draußen in der Welt mache, fühle, höre und sehe und auch, wie ich mir unsere gemeinsame Zukunft vorstelle. Am liebsten mache ich das, wenn ich mit meinem Bauch allein bin, wenn niemand in der Nähe ist, der mich auslachen könnte. Ich habe den Eindruck, dass ›es‹ mir zuhört, denn ich spüre dann die verschiedensten Bewegungen. Und darauf reagiere ich wiederum. Das ist dann so ein Gefühl, als gäbe es nur uns beide auf der Welt.«

Andere Stimmen? Kein Problem!

Das Baby erkennt auch die Stimmen seiner Geschwister, der besten Freundin seiner Mutter oder des Frauenarztes (sofern es diese oft gehört hat), außerdem die »Stimmen« von Haustieren wie Katze, Hund oder Vogel.

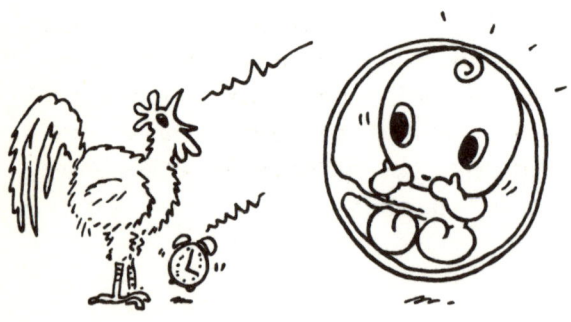

»Als ich schwanger war, nahm ich Gesangsstunden. Ein Mal pro Woche ging ich zum Unterricht und bekam dann immer ein Band mit, auf das die Stunde aufgenommen war. Zu Hause übte ich jeden Tag mit dem Band, sodass Andreas meine Lehrerin täglich sprechen und singen hörte. Nach der Geburt setzte ich sechs Monate mit den Gesangsstunden aus. Als ich wieder hinging und Andreas die Stimme der Lehrerin hörte, war ihm anzumerken, dass er sie wiedererkannte. Wenig später begann er zu weinen. Als meine Gesangslehrerin daraufhin etwas zu ihm sagte, hörte er sofort mit Weinen auf und strampelte vergnügt – so etwas war bis dahin noch nie vorgekommen. Die Stimme meiner Lehrerin war ihm ganz eindeutig vertraut.«

»Ich bin Biologe und spielte während der Schwangerschaft meiner Frau öfter Bänder mit Panthoots von Schimpansen ab. Panthoots sind durchdringende, weithin hörbare Rufe, die zusammen eine bestimmte Melodie bilden, eine Art Lied, an dem man die einzelnen Tiere erkennt. Nach Judiths Geburt habe ich diese Aufnahmen nicht mehr abgespielt. Eines Tages war Judith (damals zwei Jahre alt) unleidlich, weil ich zu lange mit Kochen beschäftigt war und keine Zeit für sie hatte. Erst versuchte sie, meine Aufmerksamkeit auf sich zu lenken, indem sie rief, jammerte und quengelte. Als das alles nichts half, gab sie plötzlich eine Art Panthoot von sich. Ich war völlig perplex.«

Wer weint da – bin das ich?

Dass Neugeborene auch die eigene Stimme erkennen, fand man bei einem Versuch mit mehreren Babys heraus. Sobald sie zu weinen anfingen, spielte man ihnen ein Band mit ihrem eigenen Weinen vor. Das Resultat: Kaum hörten die Babys ihre eigene Stimme, wurden sie still und lauschten. Vernahmen sie dagegen die Stimme eines anderen Neugeborenen, weinten sie weiter. Was genau sie zum Aufhören veranlasst, wenn sie sich selbst hören, ist nicht bekannt. Die eigene Stimme können sie im Mutterleib nicht gehört haben; trotzdem nehmen sie offenbar etwas darin wahr, das sie »anspricht«.

Die Geschichte kenne ich doch!

Neugeborene erkennen auch Geschichten wieder, sofern sie diese während der Schwangerschaft immer wieder gehört haben. Um dies zu belegen, ließ man Mütter während der letzten zwei Schwangerschaftsmonate immer wieder laut eine Geschichte lesen. Nach der Geburt wurde geprüft, ob die Babys sich daran erinnerten, und zwar auf folgende Weise: Die Säuglinge bekamen einen Schnuller in den Mund, der mit einem Tonbandgerät verbunden war. Auf dem Band waren drei Geschichten aufgezeichnet, die sich durch Saugen am Schnuller »abrufen« ließen. Jede Geschichte war an eine bestimmte Sauggeschwindigkeit gekoppelt. Die Kleinen konnten also, indem sie schneller oder langsamer saugten, auf ihre jeweilige Lieblingsgeschichte »zugreifen«. Das Resultat: Sie saugten mit genau der Geschwindigkeit, die bewirkte, dass sie diejenige Geschichte zu hören bekamen, die man ihnen während der Schwangerschaft vorgelesen hatte. Babys können also offenbar schon im Mutterleib ein Stück Text im Gedächtnis »speichern« und es später mit einem neuen Stück Text vergleichen. Dabei ist es keineswegs so, dass sie die Worte selbst erkennen. Vielmehr erkennen sie den Text am Rhythmus und an der Melodie. Die Sprachverarbeitung scheint also bereits im Bauch zu beginnen!

»Als meine Frau schwanger war, las ich ihr jeden Tag das gleiche Gedicht vor. Später dachten wir nicht mehr daran. Als unser Sohn Lukas vier Jahre alt war, kam er eines Tages mit einem Buch zu mir und wollte, dass ich ihm daraus vorlese – was ich auch tat. Als ich zu einem bestimmten Gedicht kam, meinte Lukas, das kenne er. Ich sagte zu ihm, das könne gar nicht sein, denn aus dem Buch hatten weder meine Frau noch ich ihm je vorgelesen. Lukas aber beharrte darauf. Am nächsten Tag ging mir plötzlich ein Licht auf: Es war das Gedicht, das ich meiner Frau während der Schwangerschaft immer wieder vorgelesen hatte.«

TIPP
So merken Sie, dass Ihr Neugeborenes Stimmen wiedererkennt

Wenn Ihr Baby eine bekannte Stimme hört, versucht es, das Köpfchen in Richtung der Stimme zu drehen. Befindet sich der Kopf des Sprechenden direkt über Ihrem Kind, fixiert es das Gesicht mit weit offenen Augen. Es hält den Atem an, macht Mundbewegungen und streckt die Zunge heraus. Eventuell bewegt es auch noch Arme und Beine und gluckst ein wenig. Das muss natürlich nicht alles zugleich der Fall sein. Doch je begeisterter Ihr Kind ist, desto deutlicher zeigt sich das in seiner Reaktion.

Nanu, die Musik hört sich doch bekannt an!?

Hat ein Baby während der letzten zwei Schwangerschaftsmonate immer wieder ein bestimmtes Lied oder Musikstück gehört, dann erkennt es dies als Neugeborenes wieder. So reagierten beispielsweise zwei bis vier Tage alte Babys auf die Titelmelodie der Fensehserie *Nachbarn* mit verlangsamtem Herzschlag. Ihre Mütter hatten sich die Serie täglich angesehen. Bei Babys von Müttern, die diese Serie nie gesehen hatten, war keine Verlangsamung der Herzfrequenz festzustellen.

>»Während der letzten Wochen meiner Schwangerschaft hatte ich oft den *Boléro* von Ravel angehört. Als Joshua drei Wochen alt war und ich das Stück wieder einmal auflegte, kam es mir vor, als lauschte er ebenfalls, denn er wurde ganz still. Später habe ich den *Boléro* so gut wie nicht mehr abgespielt. Eines Tages aber lief er im Radio – Joshua war damals zwei Jahre alt. Sofort unterbrach er sein Spiel, blickte sich zum Radio um, ging darauf zu und guckte das Gerät an, während er der Musik zuhörte.«

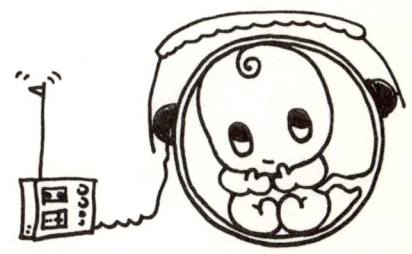

»Jeden Abend machte ich es mir mit einer Tasse Tee auf der Couch bequem, um die Fernsehserie *Gute Zeiten, schlechte Zeiten* anzusehen. Für mich war das der Ruhepunkt des Tages, die Überleitung zu einem entspannenden Abend. Mein Sohn Steffen wurde im siebten Monat geboren und musste in den Brutkasten. Erst sechs Wochen nach der Geburt konnten wir ihn nach Hause holen. Und was geschah? Ein paar Tage darauf saß ich abends mit dem Kleinen in seinem Stubenwagen mir gegenüber vor dem Fernseher, um mir meine Lieblingssendung anzusehen. Als die Titelmelodie von *Gute Zeiten, schlechte Zeiten* erklang, versuchte er, das Köpfchen zum Fernseher hin zu wenden. Daraufhin habe ich ihn ganz umgedreht, und er hat tatsächlich mit zugehört. Auch heute noch – Steffen ist inzwischen drei Jahre alt – unterbricht er jedes Mal sein Spiel, wenn er diese Melodie hört, und lauscht aufmerksam.«

»Während meiner Schwangerschaft mit Leonie war der Song *Eternity* von Robbie Williams ein großer Hit, den wir uns oft und gerne anhörten. Die Musik wirkte beruhigend auf Leonie, deshalb legten wir das Lied immer dann auf, wenn sie unruhig war. Nach der Geburt musste unsere Kleine fünf Wochen im Krankenhaus zubringen. Nachdem wir sie nach Hause geholt hatten, regierte sie auf den Song genau wie während der Schwangerschaft: Sie wurde vollkommen ruhig. Wenn sie also unruhig war und viel weinte, legten wir *Eternity* auf – das half immer!«

TAGEBUCH
Stimmen und Musik,
die du oft gehört hast

Notieren Sie, welches Lied oder Instrumentalstück Sie sich in den letzten beiden Schwangerschaftsmonaten oft angehört haben. Vielleicht erkennt Ihr Baby diese Musik nach der Geburt wieder. Halten Sie auch fest, mit welchen Personen Sie in der betreffenden Zeit häufig gesprochen haben und welche Tiere oft in Ihrer Nähe waren – es kann gut sein, dass Ihr Kleines später auch deren Stimmen wiedererkennt.

Funktionierende Öhrchen

Im Jahr 1925 untersuchten Wissenschaftler in der westlichen Welt erstmals, ob Babys im Mutterleib hören können. Sie schlugen zwei Bretter aneinander und stellten fest, dass das ungeborene Kind eine jähe Bewegung machte. Es war erschrocken.

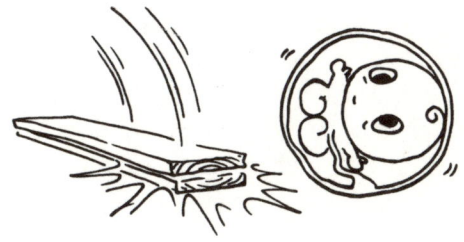

Wichtig fürs Hören: Ohren und Gehirn

Damit das Baby im Mutterleib gesprochene Worte und Musik hören kann, braucht es Ohren. Außerdem muss sein sich entwickelndes Gehirn das Gehörte »übersetzen« können und ihm ermöglichen, mit eigenen Lauten und später dann mit Sprache darauf zu reagieren. Für ein Babygehirn ist so etwas eine hoch komplizierte Angelegenheit; nicht einmal mit Computern lässt sich nachstellen, wie es diese Vorgänge bewältigt.

Die Babyohren –
schon früh fix und fertig

Die Entwicklung der Ohren beginnt sehr früh. Erste An-
sätze sind bereits eine Woche nach der Befruchtung unter
dem Mikroskop erkennbar. In diesem Stadium ist das
Gleichgewichtsorgan noch fest mit dem Ohr verbunden,
und das hat seinen Grund. Das Gleichgewichtsorgan ist
wichtig fürs Hören und fürs Balancehalten bei Körperbe-
wegungen. Es versetzt den Körper in die Lage, die zum
Hören optimale Haltung einzunehmen. Die Trennung
von Ohr und Gleichgewichtsorgan erfolgt vier bis sechs-
einhalb Wochen nach der Befruchtung. Ab der achten
Woche reagiert dann das Gehirn des Babys erstmals mit
messbaren elektrischen Impulsen auf Geräusche. In
Form und Funktion ist das Babyohr aber erst etwa 20
Wochen nach der Befruchtung mit dem eines Erwachsenen vergleichbar, und erst ab dieser Zeit ist es funktionsfähig.

Lauschen und Reagieren

Ungefähr ab der 20. Woche kann das Bauchbaby hören.
Anfangs reagiert es noch nicht auf Geräusche, zumindest
nicht mit deutlich wahrnehmbaren Bewegungen. Vier Wochen später ist das bereits anders, denn in der 24. Woche
ist sein Gehirn tatsächlich reaktionsbereit. Von nun an be-
gnügt sich das Baby nicht mehr mit Hören, sondern
bringt auch zum Ausdruck, wie es das Gehörte empfindet. So fährt es beispielsweise bei einem plötzlichen
Knall auf, und wenn sein Vater ihm etwas vorsingt, werden seine Bewegungen ruhig.
Sagt die Mutter etwas, schlägt sein kleines Herz schneller, wiederholt sie die
Worte mehrmals, verlangsamt sich die
Herzfrequenz wieder, um sich erneut zu
beschleunigen, sobald etwas Neues gesagt
wird.

»In der 28. Schwangerschaftswoche wurde bei mir eine Ultraschalluntersuchung vorgenommen. Als ich sah, wie sich
das winzige Wesen mit seinem großen Kopf und dem
schnell pochenden Herzchen vor dem kalten Untersu-
chungsstab duckte, war ich total begeistert. Eigentlich
wollte ich etwas sagen, aber vor lauter Aufregung entfuhr
mir ein Schrei. Und der löste einen wahren Sturm aus. Das
Kleine bewegte sich wie wild, es zappelte mit Ärmchen und
Beinchen, und sein kleines Herz pochte noch schneller.
Mein begeisterter Aufschrei hatte es erschreckt!«

Die Zählung beginnt am ersten Tag der letzten Menstruation.

Die Zählung beginnt bei der Befruchtung.

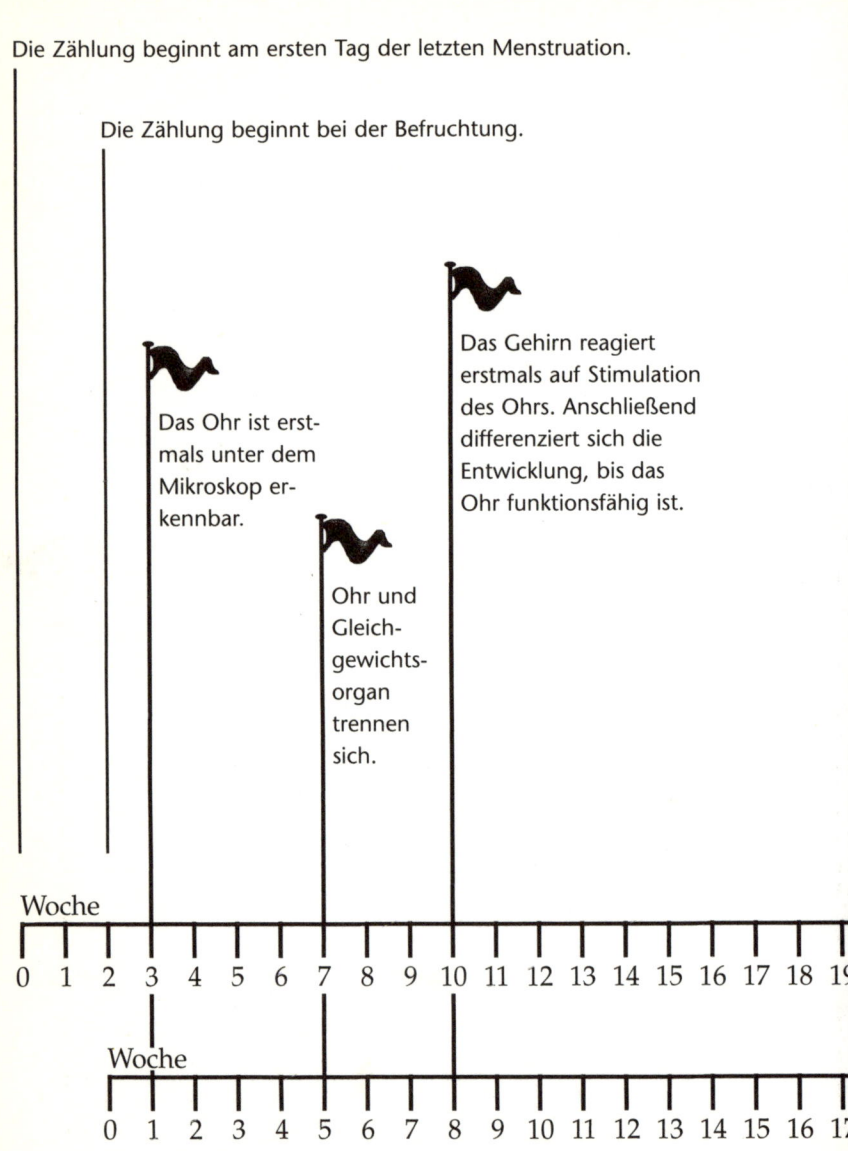

Das Ohr ist erstmals unter dem Mikroskop erkennbar.

Das Gehirn reagiert erstmals auf Stimulation des Ohrs. Anschließend differenziert sich die Entwicklung, bis das Ohr funktionsfähig ist.

Ohr und Gleichgewichtsorgan trennen sich.

Woche

0 1 2 3 4 5 6 7 8 9 10 11 12 13 14 15 16 17 18 19

Woche

0 1 2 3 4 5 6 7 8 9 10 11 12 13 14 15 16 17

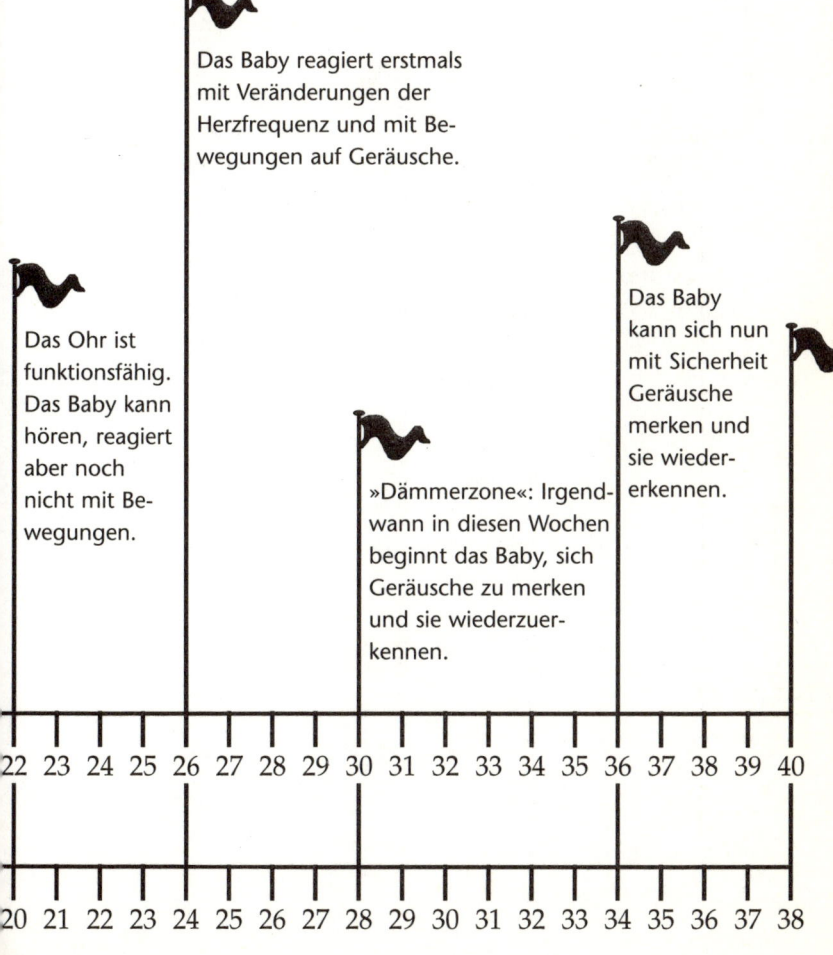

Das Baby reagiert erstmals
mit Veränderungen der
Herzfrequenz und mit Be-
wegungen auf Geräusche.

Das Ohr ist
funktionsfähig.
Das Baby kann
hören, reagiert
aber noch
nicht mit Be-
wegungen.

»Dämmerzone«: Irgend-
wann in diesen Wochen
beginnt das Baby, sich
Geräusche zu merken
und sie wiederzuer-
kennen.

Das Baby
kann sich nun
mit Sicherheit
Geräusche
merken und
sie wieder-
erkennen.

22 23 24 25 26 27 28 29 30 31 32 33 34 35 36 37 38 39 40

20 21 22 23 24 25 26 27 28 29 30 31 32 33 34 35 36 37 38

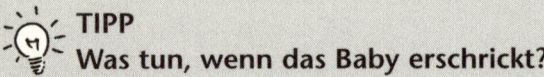 **TIPP**
Was tun, wenn das Baby erschrickt?

Wenn Ihr Bauchbaby sich jäh bewegt oder aber ganz ruhig wird, sollten Sie versuchen herauszufinden, worauf es reagiert. Wird es ruhig, dann lauscht es vermutlich Geräuschen, die es als angenehm empfindet. Ein unvermittelter »Sprung« dagegen deutet auf Erschrecken hin. Wenn Letzteres der Fall ist, können Sie das Kleine besänftigen, indem Sie ihm mit ruhiger Stimme zureden, seine »Wohnung« sacht beklopfen oder es sanft hin und her wiegen. So lernt es, dass es nicht allein ist, und nach der Geburt können Sie es auf die gleiche Art und Weise trösten.

Das Gedächtnis »schaltet sich zu«

Im letzten Schwangerschaftsmonat verbessert sich die Hörfähigkeit des Kindes erheblich. Dank seines mittlerweile funktionierenden Gedächtnisses erkennt es nun Geräusche wieder, die es schon einmal gehört hat. Diesen Sachverhalt entdeckte man durch einen Versuch, bei dem 36 bis 37 Wochen alten Bauchbabys immer wieder dieselbe Musik vorgespielt wurde. Nach mehrfachem Hören bewegten sich die Kleinen schon beim Einsetzen der Musik stets auf gleiche Weise: ein Zeichen, dass sie das betreffende Stück wiedererkannten. Den gleichen Versuch unternahm man mit 29 und 30 Wochen alten Bauchbabys. Bei ihnen konnte man jedoch noch keine Anzeichen für ein Wiedererkennen beobachten. Babys reagieren zwar ab der 24. Woche auf Geräusche, aber die Fähigkeit, Musik wiederzuerkennen, erfordert eindeutig eine zusätzliche Entwicklung. Letztere vollzieht sich irgendwann zwischen der 30. und der 36. Schwangerschaftswoche, diesmal aber nicht im Ohr, sondern im Gehirn.

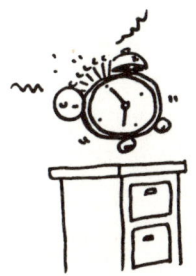 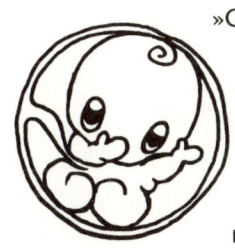

»Gegen Ende der Schwangerschaft wurde Kiki morgens immer vom Radiowecker meines Mannes wach. Und mit ihren Bewegungen wiederum weckte sie mich auf.«

Höre ich da etwas Neues?

Marie-Claire Busnel ließ Bauchbabys eine Zeit lang die Lautfolge »ba-bi ba-bi« hören und veränderte diese dann plötzlich in »bi-ba«. Die Änderung bewirkte eine Beschleunigung des Herzschlags – eine typische Reaktion bei Babys, wenn sie etwas Neues entdecken. Sie hatten demnach ganz deutlich den Unterschied gehört.

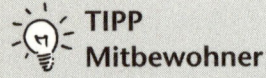

TIPP
Mitbewohner

Sorgen Sie dafür, dass Ihr Bauchbaby nicht nur Sie – seine Eltern –, sondern auch andere Mitbewohner sowie Opa und Oma kennen lernt, kurzum: jeden, der später wichtig für es sein wird. Der Kontakt kommt zustande, indem die betreffende Person mit dem Baby spricht oder ihm etwas vorsingt und dabei die Hand auf sein »Zuhause« legt, damit es die Anwesenheit auch spüren kann. Ideal ist es, wenn dabei auch noch der Kopf an den Bauch gehalten wird, am besten so, dass er ihn berührt. Sprechen oder singen sollte der oder die Betreffende mit normalem Tonfall, vor allem aber regelmäßig. Das Baby lernt dann, dass die »Kontaktperson« zu seinem Leben gehört. Und wenn es sie erkennt, zeigt es das, indem es sich auf sie zu bewegt und gegen die Bauchdecke stößt oder tritt. Viel Vergnügen beim Kennenlernen!

Weinen im Bauch

Das Bauchbaby kann seine Stimme schon früh einsetzen. Dieses seltene, aber gut dokumentierte Phänomen ist bereits seit Jahrhunderten bekannt. In unserer modernen Zeit ist das »Weinen im Bauch« fast nur noch bei Eingriffen im Zuge der Entbindung zu hören, etwa beim Blasensprung, wenn ein Katheter gelegt oder an Kopf oder Po des Babys Elektroden angebracht werden. All das empfindet das Kleine als so unangenehm, dass es vernehmlich protestiert. Der früheste Zeitpunkt, zu dem man Weinen im Mutterleib je gehört hat, ist die 22. Schwangerschaftswoche.

> »Während der Entbindung begann Dirk zu weinen, obwohl er sich noch in meinem Bauch befand. Der Anlass war, dass ihm durch den Muttermund etwas Blut aus der Kopfhaut entnommen wurde. Es war ein sehr seltsames und auch beängstigendes Erlebnis – das Weinen in meinem Bauch klang so unwirklich.«

Die Stimme – schon früh einsatzbereit

Die Tatsache, dass Babys schon im Mutterleib weinen können, beweist, dass ihre Sprechorgane etwa zur gleichen Zeit einsatzfähig sind wie die Ohren, also etwa ab dem fünften Monat. Die Entwicklung beginnt natürlich früher. Ungefähr elf Wochen nach der Empfängnis schluckt das Baby erstmals und bewegt Lippen und Zunge. Die Zungenbewegungen sind später zum deutlichen Sprechen wichtig – dafür »übt« das Kleine schon in einem sehr frühen Stadium.

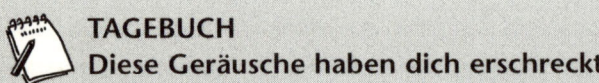

TAGEBUCH
Diese Geräusche haben dich erschreckt

Nach 24 Wochen im Mutterleib beginnt das Baby auf Geräusche zu reagieren. Notieren Sie, welche Laute Ihr Kleines erschrecken und womit Sie es zu besänftigen versuchen. Welche Methode führt am ehesten zum Erfolg?

So hören Öhrchen im Bauch

Ein Vater berichtet: »Morgens habe ich unser Baby begrüßt, indem ich mein Gesicht an Ankes Bauch legte und rief: ›Hallihallo, bist du wach?‹. In der 25. Schwangerschaftswoche, also nach zwei Wochen Üben, stieß das Baby dort, wo sich mein Gesicht befand, gegen die Bauchdecke. Das hat mich so überrascht, dass ich noch einmal rief, diesmal aber von einer anderen Stelle aus. Und wieder wandte sich das Kleine mir zu.

Von da an wiederholten wir das Spielchen täglich: ›Bauchklopfen‹ nannten wir es. Als Juliane geboren war und noch ganz erschöpft auf Ankes Bauch lag und an der Brust saugte, rief ich: ›Hallihallo, bist du da?‹. Die Kleine hörte sofort mit Saugen auf und drehte das Köpfchen, um herauszufinden, woher die Stimme kam. Mit unserem zweiten Töchterchen habe ich das gleiche Spiel gemacht; sie reagierte genau wie Juliane.«

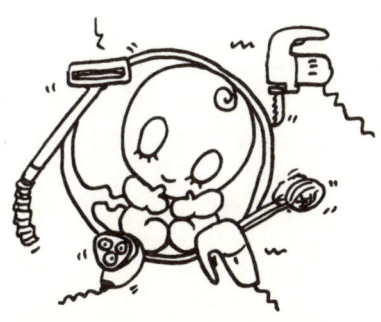

Das ständige Rumoren im Bauch

Das Bauchbaby kann nicht alles so hören wie wir. Es lebt sozusagen zwischen Mauern, die Geräusche verzerren und dämpfen. Dazu kommt die ständige »Geräuschkulisse« in seiner Umgebung. Es hört das Pochen, Rauschen, Grummeln, Pfeifen und Gluckern in Blutgefäßen, Herz, Lunge, Magen und Darm der Mutter.

Auch Bewegungen der Mutter, zum Beispiel beim Gehen, nehmen die Öhrchen des Babys wahr. Außerdem hört es, wie Essen und Trinken in den Körper gelangt, verdaut und schließlich wieder ausgeschieden wird. Dieses nachhaltige »Rumoren« stellt besondere Anforderungen an die Außengeräusche: Sie dürfen nicht zu leise und nicht zu hoch sein.

Vollkommene Stille wirkt unheimlich

Wussten Sie, dass wir vollkommene Stille schlecht ertragen können? In Japan machte man die Erfahrung, dass Angestellte in einem Bürohaus, in dem absolute Stille herrschte, binnen kurzer Zeit hypernervös wurden. Um die Stille zu »übertönen«, ließ die Geschäftsführung eine Maschine aufstellen, die eine Art Rauschen erzeugte und im Gebäude verbreitete. Daraufhin kamen die Angestellten wieder zur Ruhe.

Flüstern ist zu leise

Leise Geräusche von außen kann das Bauchbaby schlecht hören. Sie werden von der Bauchdecke, der Gebärmutterwand und dem Fruchtwasser abgehalten. Dämpfend wirkt auch das Fruchtwasser im Mittelohr des Kindes. Die Geräusche erreichen es daher »wie durch Watte«. Wenn also jemand mit Ihrem Bauchbaby sprechen oder ihm etwas vorsingen möchte, dann sollte das mit normaler Lautstärke geschehen. Flüsterstimmen dringen nicht zu dem Kleinen durch.

Hohe Töne verklingen ungehört

Sehr hohe Laute kann das Bauchbaby nicht hören. Sie werden spätestens vom umgebenden Fruchtwasser verzerrt oder ganz abgehalten. Man hat dies bei einem Versuch mit acht Monate alten Bauchbabys herausgefunden. In einer ansonsten vollkommen stillen Umgebung erzeugte man verschiedene Geräusche und zeichnete währenddessen die Herzfrequenz der Babys auf. Ihr Herzschlag beschleunigte sich, wenn sie etwas hörten, das heißt, sie reagierten aufgeregt, wenn Geräusche aus der Außenwelt ihre Öhrchen erreichten. Bei sehr hohen Lauten allerdings war keine Reaktion festzustellen. Die Töne unterhalb des eingestrichenen C auf dem Klavier werden vom Baby mehr oder weniger normal gehört, die höheren zunehmend schlechter. Grob gesagt dringen also mindestens drei Viertel aller Klaviertöne zu dem Kind im Mutterleib durch. Außerdem kann es alle

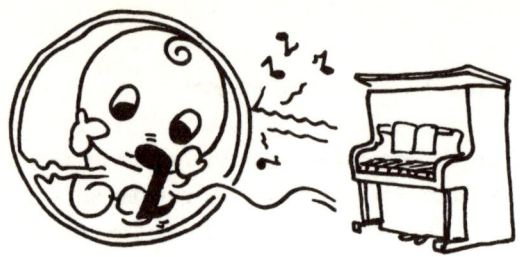

menschlichen Stimmen hören, egal ob von Männern oder
Frauen – sogar das sehr hohe Schreien kleiner Kinder
entgeht ihm nicht. Dass das Bauchbaby im höheren Bereich etwas schlechter hört, macht eigentlich nichts aus,
denn Melodie und Rhythmus bleiben ja erhalten und
werden vom Baby praktisch normal wahrgenommen –
jedenfalls so, dass ein späteres Wiedererkennen möglich
ist.

TIPP
Tauchen Sie einmal ab!

Möchten Sie ausprobieren, wie Geräusche aus der Außenwelt bei Ihrem Bauchbaby ankommen oder wie sich Papas Stimme für das Kleine anhört? Dann tauchen Sie doch einfach einmal unter Wasser – ob im Schwimmbad oder zu Hause in der Badewanne – und bitten Sie Ihren Partner, etwas zu sagen oder zu singen. Im Schwimmbad können Sie übrigens auch hören, wie das Baby Geschrei und Gejohle von vielen Stimmen wahrnimmt. Und zu Hause bietet sich die Möglichkeit, das Ganze mit Ihrer Lieblingsmusik auszuprobieren. Natürlich kann auch der Vater einmal abtauchen und nachempfinden, was und wie sein Baby hört. Aber nicht vergessen: rechtzeitig wieder auftauchen und Luft holen!

Gute Nachrichten für Väter

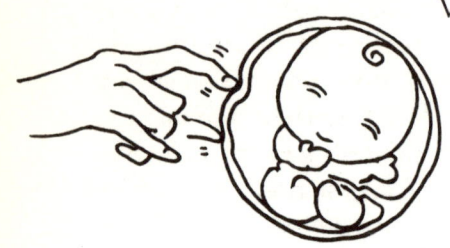

Väter sind klar im Vorteil. Ihre tiefere Stimme ist durch Bauchdecke und Gebärmutterwand für das Baby besser zu hören als die höheren Frauenstimmen. Das Kind nimmt die väterliche Stimme also deutlicher wahr und lernt sie daher besser kennen als jede »fremde« Frauenstimme. Die Stimme der Mutter bildet eine Ausnahme, denn dieser lauscht das Baby ja von innen her.

Mit diesem Wissen im Hinterkopf mutet es ganz und gar nicht seltsam an, wenn werdende Väter ihrem Kind hin und wieder ein Lied vorsingen.

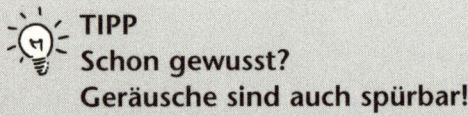

TIPP
Schon gewusst?
Geräusche sind auch spürbar!

Geräusche oder Stimmen hört das Bauchbaby nicht nur, es spürt sie auch. Das kommt daher, dass die Knochen im Körper den Schall leiten. Legen Sie sich einmal die Hand auf den Kopf, die Kehle, die Lunge oder eine Stelle in der Nähe und sagen oder singen Sie etwas. Spüren Sie die sanften Schwingungen in der Hand? Einfach ausprobieren!

Worte nimmt das Baby nicht wörtlich

Gesprochene Worte nimmt das Bauchbaby nicht als solche wahr, weil sie nicht komplett zu ihm durchdringen. Dafür registriert es aber Rhythmus und Melodie von Stimmen aus der Außenwelt. Und genau daran erkennt es die Stimmen, die es im Mutterleib gehört hat, später wieder. Die Worte selbst hört es erst nach der Geburt deutlich, das heißt, es kann erst ab dieser Zeit lernen, sie zu erkennen.

Musik dagegen hört das Bauchbaby besser, besteht sie doch aus Rhythmus und Melodie, also aus genau den Elementen, die gut zu ihm durchdringen.

Vertraute Alltagsgeräusche

Die Geräusche, die das Baby tagtäglich zu hören bekommt, werden ihm bald vertraut. Wenn es im Haus meist ruhig ist, dann gewöhnt es sich an eine ruhige Umgebung. Ist dagegen eine ständige Geräuschkulisse vorhanden – zum Beispiel von spielenden Kindern, herumtollenden Hunden oder zwitschernden Kanarienvögeln –, dann fühlt sich das Baby nach der Geburt am wohlsten, wenn ständig etwas im Hintergrund zu hören ist. Diese Geräusche sind Teil der ihm bereits vertrauten Welt.

»Bei uns zu Hause ist es tagsüber ziemlich laut, weil die Maschinen und Gabelstapler unserer Firma gleich nebenan jede Menge Lärm machen. Unser neugeborener Sohn Luca hat trotzdem immer gut geschlafen. Wenn aber das Personal Feierabend hatte und die Geräusche aufhörten, wachte er auf. Es war ihm zu ruhig geworden. Er muss also schon vor der Geburt registriert haben, dass diese Geräusche zu unserem normalen Alltag gehören. Es ist wirklich verblüffend!«

»Wir hatten ein Treffen von sechs Frauen aus dem Schwangerschaftskurs, und natürlich brachte jede ihren Nachwuchs mit. Als wir gemütlich beisammen saßen und plauderten, schlug auf einmal der Hund an. Vier Babys erschraken. Eines riss vor lauter Schreck die Ärmchen hoch, zwei brüllten los. Nur meine Tochter und ein anderes Kind guckten ganz gelassen zu dem Tier hin. Die beiden hatten während der Schwangerschaft ständig Hundegebell gehört und waren noch nie darüber erschrocken, auch nicht als Neugeborene. Bei den anderen Familien gab es zu Hause keinen Hund.«

Grässlich, der Lärm!

Lautstarkes Streiten, Türenknallen, Scheppern mit Töpfen und Pfannen, das Dröhnen eines startenden Flugzeugs oder das Zerplatzen eines Ballons – diese und ähnliche Geräusche behagen dem Bauchbaby nicht. Je lauter und durchdringender das Geräusch, desto heftiger seine Reaktion. In diesem Zusammenhang stellt sich die Frage, wie sich dauernder Lärm – sei es Verkehrs-, Bau- oder Fabriklärm – auf das heranwachsende Baby auswirkt. Marie-Claire Busnel ist der Frage nachgegangen, indem sie untersuchte, wie Metrolärm die Gehirnentwicklung bei jungen Ratten beeinflusst. Sie stellte fest, dass das Gehirnwachstum dadurch beeinträchtigt wurde.

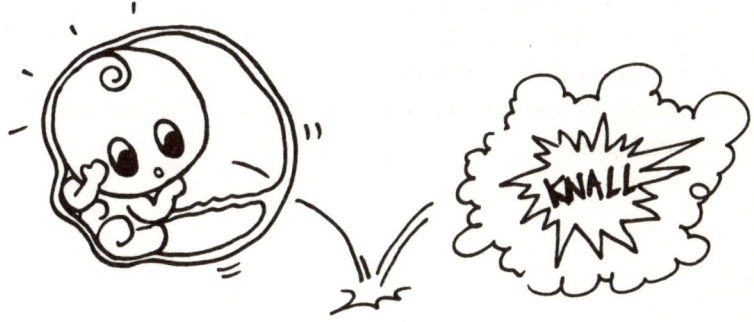

»Als ich mit Robin schwanger war, wurde bei uns gegenüber gebaut. Den ganzen Tag war der Presslufthammer in Betrieb – es war fürchterlich! Immer wieder fuhr Robin auf oder versetzte mir einen Tritt. Ich war völlig entnervt und dachte ständig: Das kann einfach nicht gut sein! Daraufhin bin ich zu meinen Eltern gezogen, bis der Krach vorbei war. Zwei Wochen hat es gedauert.«

Eine Oase für Schwangere

Ende des 19. Jahrhunderts griffen Sozialreformer in China eine sehr alte Idee von Konfuzius auf und hauchten ihr neues Leben ein. Konfuzius vertrat die Ansicht, der Charakter des ungeborenen Kindes werde von der Umgebung beeinflusst, in der seine Mutter sich aufhalte. Diesen Gedanken arbeiteten die Reformer aus und hielten ihre Erkenntnisse in dem Werk *The Book of the Great Society* fest. Werdende Mütter sollten demzufolge in landschaftlich schön gelegenen Geburtsvorbereitungsheimen umfassendes Wissen über Babys vermittelt bekommen und dort nach Lust und Laune ausruhen, Gymnastik machen,

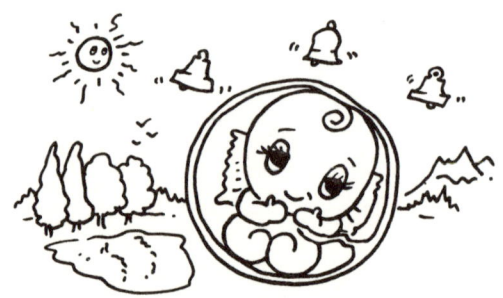

lesen, Musik hören oder selbst musizieren können. Ferner
empfahlen die Reformer, dass werdende Mütter stets
Schmuck tragen sollten, am besten Schmuckstücke mit
Glöckchen, die bei der geringsten Bewegung läuten.

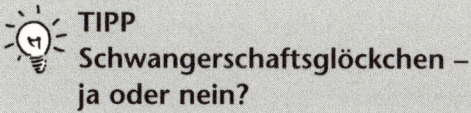

TIPP
Schwangerschaftsglöckchen –
ja oder nein?

Tragen auch Sie ein Schwangerschaftsglöckchen? An die-
sem kleinen Gegenstand wurde mittlerweile einige Kritik
laut. Wie es scheint, wendet sich das Baby fortwährend
dem Geläute zu. Das kann zu einer Steißlage führen,
wenn die schwangere Frau das Glöckchen zu hoch trägt.
Bewiesen allerdings ist das noch nicht. Von anderer Seite
wird behauptet, die Babys könnten das Glöckchen über-
haupt nicht hören, da sein Klang viel zu hoch sei. Aber
auch das ist nicht nachgewiesen. Gehen Sie deshalb auf
Nummer sicher, und tragen Sie Ihr Glöckchen so, dass es
sich auf jeden Fall unterhalb des Nabels befindet.

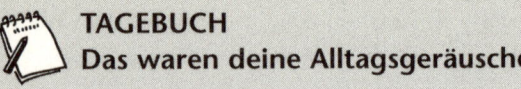

TAGEBUCH
Das waren deine Alltagsgeräusche

Welche Hintergrundgeräusche aus der Außenwelt bekommt Ihr Bauchbaby täglich mit? Ist die Umgebung meist ruhig? Oder geht es laut und lebhaft zu? Erzeugen Kinder, Haustiere, Besucher oder Arbeitskollegen eine ständige Geräuschkulisse? Sind Sie über längere Zeit hinweg außergewöhnlich starkem Lärm ausgesetzt, zum Beispiel Verkehrs- oder Fabriklärm? Wie reagiert Ihr Kleines auf all diese Geräusche? Wann fühlt es sich Ihrem Eindruck nach am wohlsten?

Sprache und Musik
verschaffen Genuss

Schon im Bauch beginnt ein Baby seine Mut-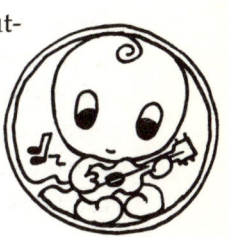
tersprache zu lernen, und genauso verhält
es sich mit der Entwicklung seiner Musikalität. Nicht umsonst heißt es mitunter,
die Karrieren von Musikvirtuosen wie
Menuhin und Rubinstein hätten bereits im
Mutterleib ihren Anfang genommen!

Deutliche Vorlieben

Ein Neugeborenes kann Geräusche sehr gut unterschei-
den. Lässt man es verschiedene Geräusche hören, gibt es
sehr wahrscheinlich Sprache oder Musik den Vorzug.
Hat es dagegen die Wahl zwischen Gesang und Instru-
mentalmusik, zieht es vermutlich den Gesang vor, denn
darin vereinigen sich Sprache und Musik – für das Baby
ein Hochgenuss. Sowohl Sprache wie auch Musik wirken
beruhigend auf das Kind, und zwar schon im Mutterleib.

Musik als Muttersprache

Die Musik, die das Baby vor der Geburt hört, beeinflusst seinen späteren Musikgeschmack. Eine große Rolle spielt dabei die Mutter, denn solange das Kleine sich in ihrem Bauch befindet, bestimmt sie, was es zu hören bekommt. Es registriert die Vorliebe der Mutter für einen bestimmten Musikstil, und wenn es diesen als angenehm empfindet, werden dadurch seine späteren musikalischen Vorlieben geprägt. Hört ein Baby beispielsweise oft Popmusik, dann wird dieser Stil seine »musikalische Muttersprache«. Genauso verhält es sich, wenn das Bauchbaby viel klassische Musik zu hören bekommt.

> »Im letzten Schwangerschaftsmonat hatte ich hauptsächlich Kammermusik gehört. Meine Tochter Noëlle, die heute 20 Jahre alt ist, hat seit jeher eine besondere Vorliebe für diese Musikrichtung.«

Singen, spielen, tanzen ... und genießen!

Die Art und Weise, wie Musik dem Bauchbaby dargeboten wird, bestimmt die Ausprägung seiner späteren Vorliebe dafür. Ausschlaggebend sind Begeisterung und Ausdrucksfähigkeit der Mutter: Je begeisterter sie tanzt, singt oder selbst ein Instrument spielt,
desto mehr behagt die betreffende Musik dem Kind. Dieses Empfinden prägt sein Musikerleben. Begeisterung und Ausdrucksfähigkeit sind somit die »musikalische Muttermilch«, die werdende Mütter ihren Babys bieten können.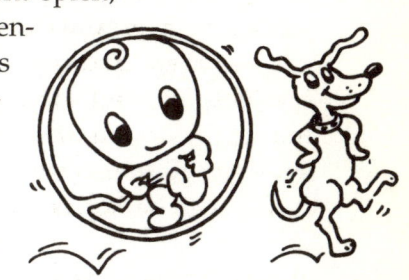

»Als ich mit Christine schwanger war, hörte ich zur Entspannung oft Musik von Sting und Michael Bolton. Ich war damals viel ausgeglichener als bei meiner anderen Schwangerschaft. Das wirkt sich noch jetzt bei Christine aus. Wenn ich Musik von diesen beiden Sängern auflege, lauscht sie mit dem Daumen im Mund und guckt verträumt in die Ferne.

Bei meiner Schwangerschaft mit Nicole ging ich bis etwa zur vierunddreißigsten Woche zum Tanzunterricht. Auf Nicole wirkt Musik ausgesprochen belebend. Sie bewegt sich sofort mit, äußert lautstark ihre Begeisterung und bleibt hellwach, solange die Musik läuft. Ein wirklich frappierender Unterschied!«

Damit Nummer zwei und drei
nicht zu kurz kommen ...

Am begeistertsten singen, tanzen und plaudern werdende Mütter beim ersten Baby. Bei jedem weiteren Kind
wird es weniger. Offenbar verhält es sich so, dass Frauen
bei der ersten Schwangerschaft aufgeregter sind als er-
fahrene Mütter. Für diese Annahme spricht, dass der
Körper bei der ersten Schwangerschaft größere Mengen
des Hormons Cortisol produziert als bei den nachfolgen-
den. Cortisol und »Aufgeregtsein« gehen nun einmal
Hand in Hand.

Babys eigener Geschmack

Das Bauchbaby lässt sich nicht jede beliebige Musik »auf-
drängen«; es hat durchaus seinen eigenen Geschmack. So
mag es beispielsweise weder harte, laute, fetzige Rockmusik noch moderne Experimentalmusik mit unharmo-
nischen Akkorden. Für harmonische Klänge wiederum
hat es eine ausgesprochene Vorliebe, solche Musik geht
ihm gut ins Ohr. Interessant ist, dass manche Babys
bereits im Mutterleib unwillig auf
falsche Töne reagieren.

Einschlafgeschichten und Wiegenlieder – herrlich!

Bauchbabys lassen sich gern etwas »erzählen«, und zwar auf die Weise, die ihnen am meisten behagt. So kann eine werdende Mutter ihrem Baby die größte Freude machen, indem sie mit ihm in den verschiedensten Tonarten plaudert. Sie spricht dabei höher als mit einem älteren Kind oder einem Erwachsenen, und ihre Stimme klingt melodisch, ein wenig wie Musik. Je begeisterter, ausdrucksvoller und melodischer sie mit dem Baby spricht, desto stärker fühlt es sich angesprochen. Das Gleiche gilt für Wiegenlieder. Bauchbabys mögen es sehr, wenn sie etwas vorgesungen bekommen, besonders, wenn das Lied eigens für sie gedacht ist. *Musik auf dem Schoß* – unter diesem Motto werden in den Niederlanden Kurse für Mütter mit Kindern zwischen vier Monaten und vier Jahren angeboten. Die Mutter bewegt sich dabei zusammen mit dem Kind, während sie ihm vorsingt. Einen ähnlichen »Kurs« kann man auch zu Hause mit dem Bauchbaby absolvieren: In diesem Fall heißt er dann *Musik im Schoß*.

»Als ich im fünften Monat war, begann ich mit Kiki zu reden. Wenn sie sich bewegte und ich daraufhin etwas zu ihr sagte, wurde sie ganz ruhig. Hörte ich mit Reden auf, bewegte sie sich wieder. So führten wir manchmal richtige Unterhaltungen miteinander.«

»Wenn ich während meiner Schwangerschaft abends mal allein zu Hause war, tanzte ich oft zu Musik von Mozart. Einfach, weil mir seine Kompositionen so gut gefallen. Bei einer wunderschönen langsamen Passage hatte ich das Gefühl, dass Marco und ich so richtig miteinander tanzten. Das Stück war fortan ›unser‹ Stück. Jetzt, nach Marcos Geburt, stelle ich zu meiner Verwunderung fest, dass genau diese Musik beruhigende Wirkung auf ihn hat. Sobald ›unser‹ Stück erklingt, schläft er ein. Deshalb spiele ich es ihm immer dann vor, wenn er Probleme mit dem Einschlafen hat oder unruhig ist.«

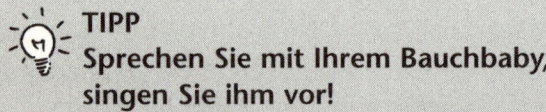

TIPP
**Sprechen Sie mit Ihrem Bauchbaby,
singen Sie ihm vor!**

Nehmen Sie sich Zeit für Ihr Kleines. Reden Sie mit ihm, singen Sie ihm vor und wenden Sie ihm dabei Ihre gesamte Aufmerksamkeit zu. Es »spürt« dann, dass es geliebt wird, außerdem stimulieren Sie damit sein Sprachgefühl und seine Musikalität.

Blasinstrumente schaffen innigen Kontakt

Das Bauchbaby kann spüren, ob seine Mutter die Musik, die sie spielt, gern mag. Letzteres äußert sich in der Tonqualität und im musikalischen Ausdrucksvermögen. Aber nicht alle Instrumente vermitteln dies gleich gut. Blasinstrumente zum Beispiel bewirken einen innigeren Kontakt mit der Musik als andere. Wenn die Mutter ein Blasinstrument spielt, ergibt sich für das Baby eine direkte Verbindung zwischen der veränderten Atmung der Mutter und der Musik, die sie hervorbringt. So entwickelt das Kind ein besseres Gespür für betreffende Musik. Klänge, die die Mutter mit Geige, Cello und Gitarre erzeugt, dringen manchmal zu laut zum Baby durch, weil bei diesen Instrumenten der Schall auch über das Knochengerüst der Mutter zum Kind gelangt – wie bereits erwähnt, leiten Knochen den Schall. Nicht immer empfindet das Baby dies als angenehm; manche Töne kommen zu schrill, zu durchdringend bei ihm an.

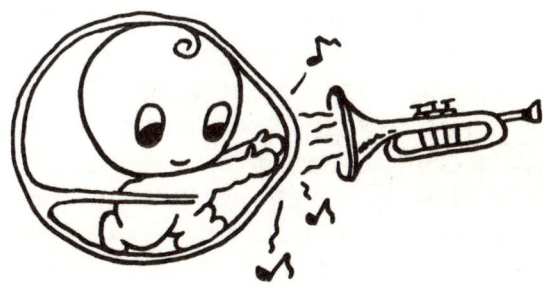

»Als ich während meiner Schwangerschaft einmal Cello spielen wollte, lehnte ich das Instrument an meinen Bauch. Ich begann zu spielen, was Marielle ganz und gar nicht zu gefallen schien. Mit aller Kraft trat sie gegen das Cello, und zwar immer wieder. Als ich das Instrument etwa zehn Zentimeter von meinem Bauch abrückte, war es gut, und Marielle verhielt sich wieder still.«

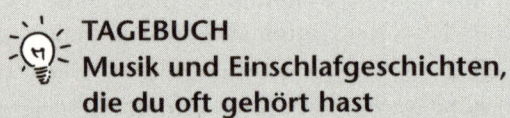

🔆 TAGEBUCH
Musik und Einschlafgeschichten,
die du oft gehört hast

Welche Musikstücke hören Sie oft zusammen mit Ihrem Bauchbaby? Bekommt es regelmäßig ein spezielles »Mama- oder Papalied« vorgesungen, das ganz allein für seine Öhrchen bestimmt ist? Erzählen Sie ihm gern eine bestimmte Einschlafgeschichte? Eventuell sprechen auch andere Familienmitglieder oder die Großeltern des Öfteren mit dem Kleinen bzw. singen ihm etwas vor. An Musikstücke, Lieder oder Geschichten, die Ihr Baby in den letzten zwei Schwangerschaftsmonaten häufig gehört hat, erinnert es sich sehr wahrscheinlich nach der Geburt. Außerdem lernt es so alle Personen kennen, die später wichtig für es werden.

Die Rhythmen der Mutter
werden übernommen

Das Weinen von Neugeborenen hat hinsichtlich Rhythmus und Intonation große Ähnlichkeit mit der Sprechweise der Mutter. Dies stellte sich heraus, als man das erste Weinen von Säuglingen analysierte und mit der mütterlichen Sprechweise verglich. An der ganz speziellen Art des Weinens war sofort zu erkennen, welches Baby zu welcher Mutter gehörte.

Jedes Mutter-Baby-Paar wies ein individuelles und charakteristisches Muster hinsichtlich Rhythmus und Intonation auf – ein Muster, das die Grundlage für das spätere Sprechenlernen des Kindes bildet. Bei Babys von stummen Müttern hörte sich das Weinen »irgendwie seltsam« an. Es war deutlich zu merken, dass diese Mütter ihren Kleinen kein »Sprachvorbild« hatten geben können.

Alles ist Rhythmus

Das ungeborene Baby lebt in einer von Rhythmen ge-
prägten Welt. So hat die Stimme der Mutter bestimmte,
ganz persönliche rhythmische Elemente, die vom Baby
übernommen werden. Die Art und Weise, wie es später
die eigene Stimme einsetzt, orientiert sich am Rhythmus
der Stimme seiner Mutter.

»Als meine Mutter mit mir schwanger war, sprach sie aus-
schließlich Französisch. Sie lebte damals schon in den Niederlanden, beherrschte aber die Landessprache noch nicht.
In meiner Kindheit hat sie aber nie Französisch mit mir gesprochen, allenfalls in der Zeit kurz nach der Geburt, aber
daran erinnere ich mich natürlich nicht. Im Alter von ein
paar Monaten kam ich zu meiner Oma und blieb sechs
Jahre bei ihr. Meine Oma sprach Deutsch. Französisch lern-
te ich erst ab dem zwölften Lebensjahr in der Schule. Mit
30 wohnte ich dann in England, und dort wurde ich zu
meiner großen Verwunderung gefragt, ob ich aus Frankreich käme. Mein Englisch, so sagte man mir, habe nämlich
einen leichten französischen Akzent.«

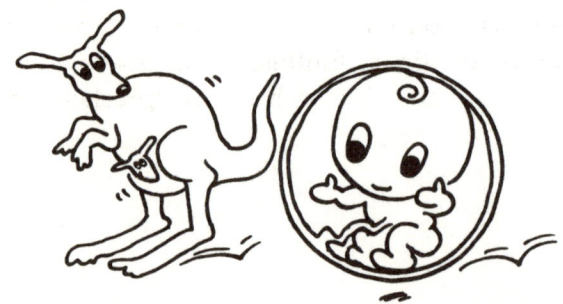

Das Baby nimmt nicht nur den Rhythmus der mütterlichen Stimme wahr. In seinem Zuhause hört es auch ständig das Herz der Mutter klopfen, wobei dessen Rhythmus nicht immer gleichmäßig ist: Manchmal schlägt es schneller, ein andermal langsamer, abhängig von der Atmung der Mutter und von ihrer jeweiligen Stimmung. Auch Gehgeräusche haben einen Rhythmus. Wenn die Mutter läuft, hört das Kind, wie sie auftritt, und wenn sie zügig »marschiert«, ist ihr Laufrhythmus meist gleichmäßiger als ihr Herzschlag.

Rhythmen sind Lernstoff

Was das Baby im Bauch an Rhythmen spürt und hört, prägt sich ihm ein. Dieser Erfahrungsschatz bildet die Grundlage für sein späteres Sprechen- und Singenlernen. Und nicht nur das: Das Erleben im Bauch bestimmt auch, ob es später Freude an der Musik hat und vielleicht selbst ein Instrument spielen wird. Das Kleine lernt von der Art und Weise, wie seine Mutter sich bewegt, wie sie geht, spricht und atmet sowie von ihrem Herzrhythmus. Jeden Tag, jede Minute ist es diesen Einflüssen ausgesetzt. Daher verwundert es nicht, dass sich die entsprechenden Erfahrungen tief einprägen.

»Manchmal war Molly in meinem Bauch sehr unruhig.
Dann spielte ich Saxofon, und schon beruhigte sie sich.
Wenn sie mich heute spielen hört, beginnt sie automatisch
zu singen. Ganz anders die Katze: Sie wird von den Saxo-
fonklängen unruhig, legt die Pfoten an das Instrument und
maunzt kläglich. Molly dagegen stört sich heute genauso
wenig wie früher an dem ›Lärm‹, den ich da erzeuge, sondern trällert vergnügt dazwischen: *Ein Männlein steht im
Walde* ...«

Das hilfreiche Gleichgewichtsorgan

Das Bauchbaby nimmt nicht nur den Rhythmus der mütterlichen Stimme beim Sprechen und Singen, das Klopfen
des Herzens sowie den Atem- und Gehrhythmus seiner
Mutter wahr, es spürt auch sämtliche damit verbunde-
nen Bewegungen. Sie gehören für das Baby zu dem, was
seine Öhrchen hören. Bei all diesen Erfahrungen ist sein
Gleichgewichtsorgan ihm sehr hilfreich. Es bewirkt, dass
das Kind alle Bewegungen erfassen kann – ob Mutter
nun im Kreis herumgeht, sich hinlegt oder Kopf steht.
Das Kleine »begreift«, was sie gerade macht, und gleicht
seine Haltung der ihren an. Je begeisterter und ausdrucksvoller Mutter spricht, tanzt, Musik hört oder
selbst musiziert, desto mehr bewegt sie sich und desto
mehr Übungsmöglichkeiten bieten sich dem Baby.

Die mütterliche Stimme
wird in Bewegungen nachgeahmt

Die Bewegungen eines Neugeborenen hält man gemein-
hin für zufällig und nicht zielgerichtet. Aber dem ist
nicht so. Das Neugeborene gleicht seine Bewegungen
dem Rhythmus der mütterlichen Stimme an. Es bewegt
Kopf und Glieder entsprechend der Silbenfolge. Man hat
sogar beobachtet, dass Babys bestimmte Körperteile bewegen, wenn die Mutter bestimmte Silben ausspricht.
Mit bloßem Auge ist das allerdings nicht erkennbar, auch
nicht für Experten. Sie kamen dem Sachverhalt erst auf
die Spur, als sie Filme von Müttern und ihren Säuglingen
Bild für Bild analysierten. Spätere Studien ergaben sogar,
dass Babys nicht erst nach der Geburt den Rhythmus der
mütterlichen Stimme nachahmen, sondern schon im
Mutterleib damit beginnen.

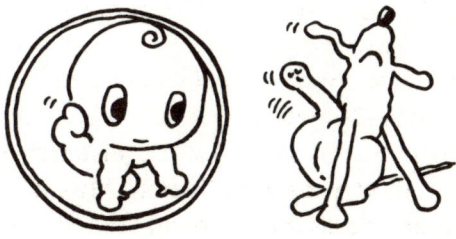

Die Muttersprache wird schon im Mutterleib erlernt

Von seiner Muttersprache lernt das ungeborene Baby so viel, dass es nach der Geburt den Unterschied zwischen einer fremden Sprache und der seiner Mutter erkennt. Dies zeigte sich, als man neugeborenen französischen Babys einen Text in Französisch und Texte in anderen europäischen Sprachen vorlas, die sie während der Schwangerschaft nie gehört hatten. Sie gaben stets dem französischen Text den Vorzug. Hörten die Kleinen dagegen Texte in zwei Fremdsprachen, zeigten sie keine besondere Vorliebe für die eine oder die andere. Etwas von ihrer Muttersprache müssen sie also im Mutterleib mitbekommen haben. Worum es sich bei diesem »Etwas« genau handelt, weiß man noch nicht. Sehr wahrscheinlich aber hat es mit Rhythmus und Melodie der verschiedenen Sprachen zu tun. Das Baby nimmt diesen Rhythmus und diese Melodie schon während der Schwangerschaft auf und später, nach der Geburt, bildet dieses Wissen dann die Basis fürs Sprechenlernen.

TIPP
Bieten Sie Ihrem Kind Rhythmen

Rhythmus und Melodie seiner Muttersprache lernt das Baby schon vor der Geburt kennen. Deshalb sollten Sie, so oft Ihnen der Sinn danach steht, laut mit Ihrem Kind sprechen oder ihm vorsingen. Dazu müssen Sie sich nicht unbedingt hinsetzen; genauso gut geht es zwischendurch mal – in einer Arbeitspause, während einer Autofahrt, auf dem Weg zum Einkaufen usw. Wenn Sie mögen, können Sie dem Kleinen auch hin und wieder eine Geschichte oder ein Gedicht aus einem Buch oder ein Stück Text aus einer Zeitschrift oder der Zeitung vorlesen.

Vorgeburtliche Rhythmen auch in der Musik

In allen Kulturen der Welt schätzen die Menschen Musik, musizieren selbst und bewegen sich im Takt dazu: Sie tanzen. Tanzen ist etwas typisch Menschliches. Ebenso verhält es sich mit der Musikalität: Musik ist menscheigen. Möglicherweise kommt dies daher, dass die Musik die Rhythmen spiegelt, die uns allen im Mutterleib vertraut wurden: den Herzschlag der Mutter, ihren Atem- und Gehrhythmus. Was wir vor unserer Geburt zu hören bekamen, war eine Abfolge tiefer Töne, wie man sie auch in der Musik findet: Sie verleihen ihr den Rhythmus, was mit höheren Tönen weniger gut möglich wäre. Musik weist somit Parallelen zu dem auf, was ein Kind im Mutterleib hört.

Unterschiedliche Rhythmen, unterschiedliche Gefühle

Das Baby im Bauch hört unterschiedliche Rhythmen. Geht die Mutter zügig ein Stück zu Fuß, ist es ein kraftvoller, gleichmäßiger Rhythmus, wie man ihn bei afrikanischer Trommelmusik, Jazz und Rock findet. Andere Rhythmen, die das Baby hört, beschleunigen und verlangsamen sich, zum Beispiel Herzschlag und Atmung der Mutter. Ver-gleichbares findet sich in ro-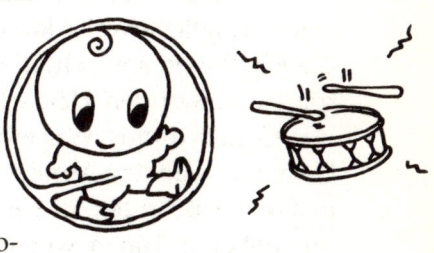mantischer Musik, etwa beim Wiener Walzer. Der mütterliche Herzschlag und ihre Atemfrequenz kann aber auch langsam und gleichmäßig sein; beispielsweise, wenn sie sich entspannt im Garten sonnt. Solch ein Rhythmus kennzeichnet die New-Age-Musik. Er ist eine Idee langsamer als die durchschnittliche Herzfrequenz und wirkt beruhigend, weil sich der Herzschlag beim Zuhören verlangsamt. Einen besonders schnellen Rhythmus mit etwa 120 Schlägen pro Minute und damit moderner Diskomusik entsprechend hört das Kind, wenn die Mutter im Eilschritt zur Bushaltestelle läuft. Er beschleunigt seinen Herzschlag und bewirkt eine gewisse Erregung. So ist jeder Rhythmus Ausdruck eines bestimmten Gefühls, und diese Gefühle empfindet das Kind ebenso wie die Mutter selbst.

»Wir tanzen oft zu unterschiedlicher Musik. Bei jazziger Popmusik ist das Kleine immer besonders munter. Dann bewegt es sich lebhaft im Takt – das macht so richtig Spaß.«

 TAGEBUCH
Diese Rhythmen mochtest du gern!

Unternehmen Sie einmal einen längeren Spaziergang, bei dem Sie kräftig ausschreiten. Was bewirkt dieser gleichmäßige Rhythmus bei Ihrem Baby? Wird es dadurch ruhiger? Wenn Sie zu Hause einen Schaukelstuhl haben, können Sie ausprobieren, wie Ihrem Kind das Hin- und Herschaukeln bekommt. Testen Sie auch einmal, wie es auf unterschiedliche Musik wie Jazz, Rock, Walzer, Tango usw. reagiert. Wenn Sie zur Musik tanzen und dabei die Hände auf den Bauch legen, spüren Sie am ehesten, was bei Ihrem Kind gut ankommt. Bei welchem Rhythmus wiegt es sich mit? Wann verhält es sich ruhig? Wird der Bauch zwischendurch hart? Ein harter Bauch bedeutet, dass der Rhythmus dem Kleinen nicht behagt. Achten Sie darauf, wann der Bauch sich wieder entspannt – das ist dann der Rhythmus, den das Kleine besonders gern mag.

Stimmungen der Mutter miterleben

»Wenn eine Frau viel weint, bringt sie ein Kind mit rot geränderten Augen zur Welt.«

»Eine werdende Mutter, die sich über ihren Mann ärgert, weil er jeden Tag zum Billardspielen geht, bekommt ein Kind mit einem Kopf so glatt wie eine Billardkugel.«

»Wenn eine schwangere Frau über ein Kaninchen erschrickt und sich die Hände vors Gesicht schlägt, wird ihr Kind mit einem Feuermal in Form eben dieses Kaninchens im Gesicht geboren. Deshalb, Frauen: Wenn ihr erschreckt, dann fasst euch ans Hinterteil. An dieser Stelle fällt das Mal weniger ins Auge.«

Ammenmärchen – ist etwas dran?

Ammenmärchen wie die oben aufgeführten erzählt man sich seit jeher. Früher, als man sich Anomalien bei Neugeborenen noch nicht erklären konnte, nahm man solche Prophezeiungen wörtlich. Das ist heute zum Glück nicht mehr der Fall. Einen »wahren Kern« haben die Ammenmärchen allerdings schon, denn ihre gemeinsame Grundaussage ist, dass sich Gefühle der Mutter vor der Geburt auf das Baby auswirken können. Dass dem so ist, hat man wissenschaftlich nachgewiesen.

Es schmeckt die Stimmung

Der Geschmack des Fruchtwassers variiert je nach Verfassung und Stimmung der Mutter. Das Baby im Bauch kann die Veränderungen schmecken, denn es hat weit mehr Geschmacksknospen als ältere Kinder oder Erwachsene. Seine Geschmacksknospen sind außerdem über einen wesentlich größeren Bereich verteilt, nämlich über die gesamte Mundhöhle. Das Bauchbaby ist also ein »Feinschmecker« im wahrsten Sinn des Wortes!

Die Stimmung der Mutter ist nicht immer gleich, große Veränderungen sind möglich. Wenn plötzlich etwas eintritt, das der Mutter Stress bereitet, verändert sich der Geschmack des Fruchtwassers; das lässt sich wissenschaftlich nachweisen. Geringfügige Stimmungsänderungen dagegen, wie sie sich beispielsweise bei einem Gespräch mit der Nachbarin ergeben können, sind nicht so leicht festzustellen. Aber wenn eine werdende Mutter sich ganz ihrem Baby zuwendet und mit ihm spricht, sind dabei für gewöhnlich sehr intensive Gefühle im Spiel, die sich dem Kind tatsächlich über das Fruchtwasser mitteilen. Solche intensiven Gefühle bewirken, dass es die Worte der Mutter besser »versteht«. Auch nach der Geburt helfen sie dem Baby auf ähnliche Weise beim Sprechenlernen.

Es hört die Stimmung

Die Stimmung des Bauchbabys hängt in erster Linie von
den Stimmungen der Mutter ab, für die es äußerst emp-
fänglich ist. Es nimmt sie auf, sobald sie geäußert werden. Am wichtigsten für das Baby ist dabei die Melodie
der mütterlichen Stimme. Der Wechsel zwischen Höhen
und Tiefen, also das Auf und Ab der Tonlage, offenbart
ihm die Gefühle der Mutter. Das ist auch dann der Fall,
wenn Gefühle und Aussage nicht übereinstimmen, denn
die Bedeutung der Worte erschließt sich dem Kind ja
nicht. Auch das Mutterherz gibt Hinweise auf
Stimmungen. Das Baby hört, wie es in bestimmten Situationen schneller oder langsamer schlägt, zum Beispiel, wenn die
Mutter sich freut, einen Schreck bekommt oder traurig ist. All das empfindet
das Ungeborene mit.

Es spürt die Stimmung

Die Gefühle der Mutter vermitteln sich dem Kind auch
durch die Atmung; sie verrät ebenfalls Stimmungen.
Atmen kann man auf vielerlei Weise: ruhig, hastig, mit
einem Seufzer, stoßweise, mit langen oder kurzen Pau-
sen, flach, tief usw. In all dem steckt eine Botschaft, auf
die das Kind wiederum individuell reagiert.

»Als ich schwanger war, studierte ich noch. Bis zur Geburt meines Kindes wollte ich unbedingt ein Jahr vorausgearbeitet haben. Deshalb hatte ich eine ziemlich hohe Arbeitsbelastung. Vor Prüfungen bin ich ohnehin immer nervös, nun aber hing besonders viel davon ab. Es kam mir vor, als würde Thomas mir helfen, wenn ich nervös war. In meinem Bauch wurde es dann extrem still, das wirkte beruhigend auf mich. Nach jeder Prüfung aber drehte er so richtig auf. Es war wie eine Art Nachwehen des Stresses, den er gespürt haben muss. Thomas ist jetzt drei und reagiert noch genauso. In angespannten Situationen verhält er sich extrem still und kann so andere beruhigen. Ist die Anspannung aber vorbei, wird er äußerst hektisch und nervös. Dann muss es einfach raus.«

»Wenn sich während meiner Schwangerschaft Stresssituationen ergaben, begann Maike sofort, sich sehr lebhaft zu bewegen. Es kam mir vor, als würde sie in meinem Bauch schaukeln: auf und ab und auf und ab. Ich musste dann immer ein Weilchen pausieren und mich hinlegen. Das war zum Glück möglich, und Maike kam jedes Mal rasch wieder zur Ruhe.«

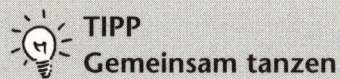

TIPP
Gemeinsam tanzen

Ihr Bauchbaby mag es, wenn Sie zu Musik mit ihm tanzen. Tanzen fördert nicht nur seine Beweglichkeit, sondern stimuliert auch das Gehör und den Gleichgewichtssinn. Die Kombination von Zuhören und Bewegen führt dazu, dass Musik später vom Kind als emotional bewegend empfunden wird.

Geteilter Genuss für Bauchbaby und Mutter

Wenn die Mutter Freude an einem anregenden Gespräch, an einem Theaterabend oder an Musik hat, teilt das Bauchbaby den Genuss. Nachgewiesen wurde dies auf folgende Weise: Man spielte zwanzig Frauen, die in der 30. bis 40. Woche schwanger waren, Musik zweier unterschiedlicher Stilrichtungen vor, und zwar über Kopfhörer. Die Babys im Mutterleib konnten die Musik also nicht hören. Mit Ultraschall wurde ihr Verhalten beobachtet. Das Resultat: Sie bewegten sich weniger, und ihr Atem ging deutlich langsamer, wenn die Mutter diejenige Musik hörte, die ihr am besten gefiel.

»Während der Schwangerschaft ›tanzte‹ Ines in meinem Bauch zu Songs von Madonna. Auch jetzt, fast drei Monate nach ihrer Geburt, erkennt sie diese Musik noch. Ganz gleich, womit sie gerade beschäftigt ist, wenn sie Madonna singen hört, richtet sie ihre ganze Aufmerksamkeit darauf. Bei mir löste die Musik während der Schwangerschaft immer gute Stimmung aus; das ist übrigens auch heute noch so.«

»Ich war von jeher eine leidenschaftliche Tänzerin und habe das Tanzen auch professionell betrieben. Weil ich ziemlich gelenkig bin, konnte ich selbst am Ende der Schwangerschaft noch allerlei Verrenkungen machen. Tanzen stimmt mich froh, ich finde es wunderbar und entspannend. Während der Schwangerschaft hatte ich von Anfang an den Eindruck, dass mein Sohn es genoss, wenn ich voller Begeisterung tanzte. Je verrückter und je wilder, desto besser schien es ihm zu gefallen. Mein Bauch wurde dann so supergeschmeidig, dass er wie ein Pudding mitwabbelte. Natürlich habe ich den Bauch dabei immer festgehalten und ihn bei jedem Sprung ein wenig angehoben. So haben wir stundenlang miteinander getanzt, wenn keiner uns sah. Jetzt ist mein Sohn drei, und wir tanzen noch immer jeden Morgen zusammen, bevor er zur Tagesmutter geht.«

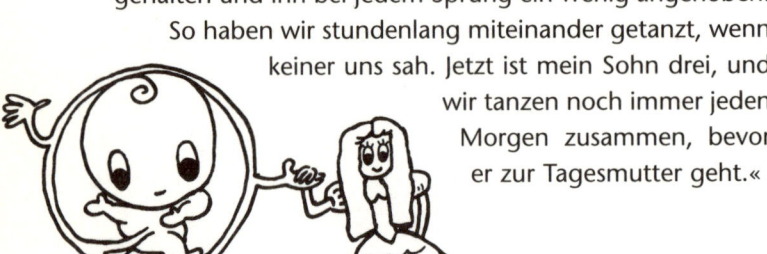

Gefühle helfen beim Lernen

Botschaften mit emotionalem Gehalt prägen sich besser
ein als andere und hinterlassen einen tieferen Eindruck.
Wenn ein Bauchbaby Sprache oder Musik hört und zugleich wahrnimmt, dass seine Mutter sich gut fühlt,
»merkt« es sich schneller, was es hört, schmeckt oder
fühlt. Leider verhält es sich genauso, wenn die Mutter
angespannt oder traurig ist.

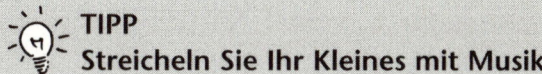

TIPP
Streicheln Sie Ihr Kleines mit Musik

Die Vorliebe Ihres Bauchbabys für Musik sollten Sie mög-
lichst von Anfang an nutzen. Singen Sie hingebungsvoll,
und wenden Sie dem Baby Ihre gesamte Aufmerksamkeit
zu. Es fühlt sich dann von der Musik »gestreichelt«. Sollte
es nach der Geburt einmal verstört sein, können Sie es auf
eben diese Weise trösten. Das angenehme Gefühl, das es
im Bauch erlebt hat, lässt sich wieder »aufrufen«.

Wenn die Mutter unglücklich ist ...

Die Stimmungen der Mutter haben großen Einfluss auf ihr Kind. Gerhard Rottmann fand heraus, dass Mütter, die über ihre Schwangerschaft unglücklich sind, andere körperliche Reaktionen zeigen als Mütter, die sich darüber freuen. Er stellte zum Beispiel Unterschiede beim Pulsschlag und beim Pochen des Bluts in den Adern fest. Diese Abweichungen »kollidieren« mit den normalen Rhythmen des Bauchbabys und verursachen Disharmonie.

Stress vermeiden

Wer keinerlei Stress hat, kann sich unbeschwert auf sein Baby einstellen. Ohne Belastungen fällt es leicht, sich auf das Kind zu konzentrieren und begeistert und ausdrucksvoll mit ihm zu kommunizieren. Mütter, die in einer angespannten Situation leben, haben damit Probleme.

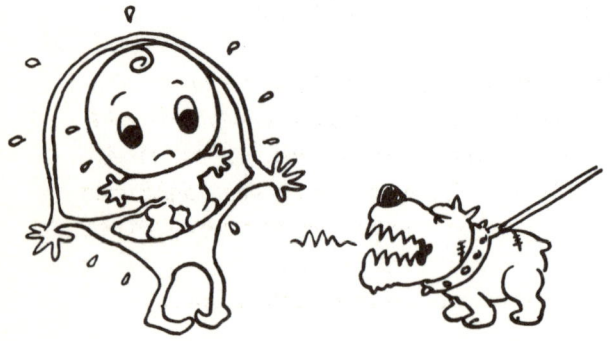

Stress kann verschiedenerlei Ursachen haben. Viele davon lassen sich nicht vermeiden, beispielsweise, wenn man mit dem Tod eines geliebten Menschen konfrontiert wird. Solch eine Erfahrung rangiert weit oben auf der Liste der Stressfaktoren. Stress kann aber auch auftreten, wenn einem das Fahrrad oder das Portemonnaie gestohlen wird, wenn die Fahrprüfung oder ein Zahnarzttermin bevorsteht, wenn man bei der Arbeit das Letzte aus sich herausholen muss oder wenn es zum Streit mit dem Partner kommt. Was auch immer der Auslöser ist, jede Situation, die als stressig empfunden wird, verursacht deutliche körperliche Reaktionen. Man bekommt zum Beispiel Herzklopfen, fühlt sich gehetzt, beginnt zu schwitzen, die Hände werden feucht, oder man zittert leicht. Werdende Mütter empfinden Anspannungen meist als sehr unangenehm, weil dadurch ihre Vorfreude auf das Baby beeinträchtigt wird. Echter Genuss ist dann nicht möglich.

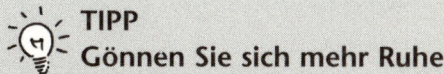

TIPP
Gönnen Sie sich mehr Ruhe

Vermeiden Sie nach Möglichkeit Stresssituationen. Wichtig ist, dass Sie auf Ihren Körper »hören«. Wenn Sie müde sind oder sich Ihr Bauch mehr als zwanzig Mal am Tag verhärtet, sollten Sie sich mehr Ruhe gönnen. Täglich eine halbe Stunde Ausruhen ist empfehlenswert. Sie fühlen sich dann wieder fit, und auch die Gebärmutter wird besser durchblutet. Und das kommt Ihrem Baby zugute!

»Wenn ich mit meinem Mann oder meinen Schwiegereltern wieder mal eine Auseinandersetzung hatte, wurde Luca in meinem Bauch immer ganz unruhig. Eigentlich passierte das jedes Mal, wenn ich Stress ausgesetzt war. Luca trat dann wild um sich, meist traf es meine Rippen oder die Blase. Wenn er so zappelig war, nahm ich immer das Motorboot meines Vaters und fuhr damit ein gutes Stück. Durch das Schaukeln des Bootes auf dem Wasser kam Luca meist wieder zur Ruhe. Die gleiche Wirkung hatte Reiten auf ihn, vermutlich, weil er dabei ebenfalls geschaukelt wurde.«

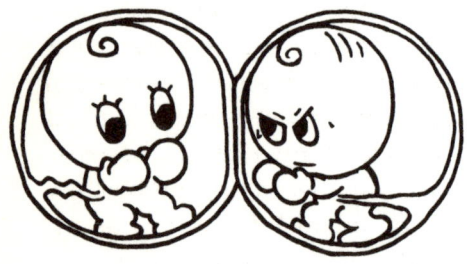

Stress als Wachstumshemmer

Steht die werdende Mutter längere Zeit unter starker Anspannung, dann leidet das Baby darunter. Das kann sich
so auswirken, dass sein Geburtsgewicht zu gering ist.
Auch nach der Geburt kann großer Stress der Mutter das
Wachstum des Kindes beeinträchtigen. Forscher fanden
bei einem Versuch heraus, dass die Babys von stressfrei
lebenden Müttern mit am schnellsten wuchsen. Diese
Mütter waren nicht mit Problemen belastet und konnten
den Kleinen ihre gesamte Aufmerksamkeit widmen. Sie
waren entspannt und gut gelaunt. Auffallend war, dass
die betreffenden Mütter im Vergleich zu anderen mit wesentlich höherer Stimmlage mit ihren Babys sprachen,
außerdem war bei ihnen der Wechsel zwischen sehr
hohen und sehr tiefen Tönen ausgeprägter. Dies sei ein
Ausdruck von Freude, meinten die Forscher. Aber nicht
alle an der Studie teilnehmenden Mütter lebten stressfrei.
Vier von zehn berichteten von Beziehungsproblemen.
Die Belastungen zeigten sich deutlich bei der Kommu-
nikation mit den Babys. Die Mütter sprachen eher in
einem »Erwachsenentonfall« und meist mit eintöniger
Stimme – beides Zeichen für Irritation und Zerstreutheit.
Die betreffenden Mütter beschäftigten sich
dann auch viel mit Fragen wie »Wird mein
Partner das Kind auch genug lieben?«
und »Wird er wohl künftig für das Kleine sorgen?« Die Babys dieser Mütter
wuchsen beträchtlich langsamer, bei
einem kam das Wachstum sogar zum
Stillstand.

Die Melodie als Ausdruck von Gefühlen

Wie bei der Sprache ist auch bei Musik die emotionale
Botschaft an die Melodie gebunden, insbesondere an das
Auf und Ab, an den Wechsel zwischen hohen und tiefen
Tönen. Musik wird in Phrasen oder Sätzen wahrgenommen,
genau wie gesprochene Sprache. Bei Letzterer sind
die verschiedensten Variationen möglich. Man kann ein
und denselben Satz abgehackt oder flüssig aussprechen,
je nach Stimmung. Außerdem können gesprochene Sätze
kurz oder lang sein. Das Gleiche gilt für »musikalische
Sätze«. Sie können wie ein »Seufzer« gerade mal eine Se-
kunde dauern, aber es gibt auch sehr lange Sätze von beispielsweise zehn Sekunden. In der Musik sind die Sätze
Träger der Emotion.

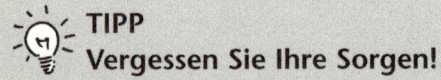 **TIPP**
Vergessen Sie Ihre Sorgen!

*Die Emotion in der Musik beeinflusst die Laune des Zuhö-
renden. Traurige Musik stimmt einen melancholisch, fröh-
liche Musik dagegen muntert auf. Nutzen Sie dieses Wissen. Wenn Sie deprimiert sind oder Kummer haben, dann
legen Sie Musik auf, die Sie sehr mögen. Meist wirkt es,
und die Stimmung bessert sich.*

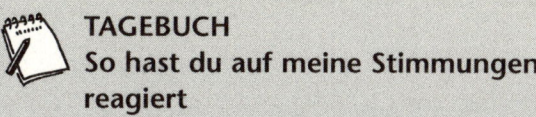

**TAGEBUCH
So hast du auf meine Stimmungen
reagiert**

*Bauchbabys haben spezielle »Antennen«, mit denen sie
Gefühle der Mutter auffangen. Die Reaktion darauf ist
aber keineswegs bei allen Babys gleich; jedes hat seine in-
dividuelle Art zu reagieren. Wie verhält sich Ihr Kleines,
wenn Sie betrübt, gehetzt, wütend oder rundherum glück-
lich und zufrieden sind? Und auf welche Weise können Sie
für Ihr Baby einen Ausgleich schaffen, wenn es einmal
außer sich gerät?*

Die Wirkung von Musik –
mal anregend, mal beruhigend

»Als ich im siebten Monat schwanger war, gingen wir zu einem Rockkonzert. Die Musik hatte gerade angefangen, da machte Lisa in meinem Bauch auch schon einen regelrechten Hopser. Und bei dem einen blieb es nicht. Erst dachte ich, das würde sich geben, wenn sie sich erst einmal an die Musik gewöhnt hätte. Aber sie gewöhnte sich nicht daran, sondern vollführte einen Hopser um den anderen. Nach zehn Minuten gingen wir nach Hause, denn ich befürchtete, ihre heftigen Bewegungen könnten frühzeitig die Geburt auslösen.«

Rockmusik erzeugt Anspannung

Bei vielen Babys ruft Rockmusik, vor allem instrumentale, Anspannung, Unruhe oder gar Verstörung hervor. Auch nach der Geburt hat Rock diese Wirkung: Hören Neugeborene Rockmusik, dann bewegen sie sich heftig, ziehen die Augenbrauen zusammen und beginnen oft auch noch zu weinen.

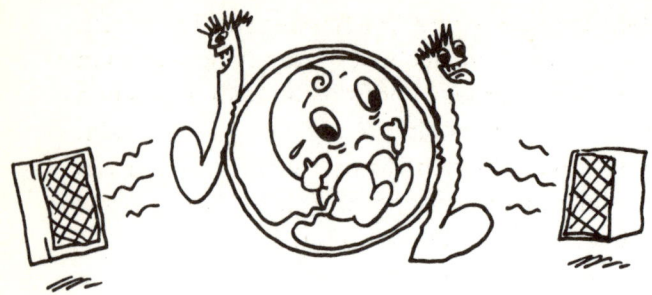

»Wir waren auf einer Party. Die Musik kam bei meinem Baby eigentlich gut an, nur die lauten Bassdrum-Rhythmen mochte es nicht. Dann trat es kräftig um sich.«

Chorgesang beruhigt

Dass Chormusik beruhigend auf Bauchbabys wirkt, ist nicht verwunderlich, vereinigen sich doch darin Stimmen und Musik – zwei »Sorten Geräusche« also, die Babyöhrchen schmeicheln. Nachgewiesen wurde dies durch eine Studie, an der 51 Mütter teilnahmen, die zu Beginn des Versuchs etwa in der 30. Woche schwanger waren. Jede von ihnen spielte allabendlich eine Bandaufnahme mit dem Chor *Kyrie* von Giovanni Pierluigi da Palestrina ab. Um sicherzustellen, dass die Babys die Musik gut hören konnten, sie selbst aber nicht, legten die Mütter einen Kopfhörer an ihren Bauch und bedeckten ihn mit einem Kissen. Während die Musik lief, notierten die Mütter, welche Bewegungen sie im Bauch spürten: kräftige Tritte, sanfte Schwimmbewegungen oder auch gar nichts … Das Resultat: Während der Chor zu hören war, bewegten sich die Kleinen nur leicht oder verhielten sich ganz still. Sechs Wochen nach der Geburt spielte man den Babys die Musik erneut vor und stellte den gleichen Effekt fest: Sie bewegten sich leicht oder lagen beim Zuhören ganz still da. Manche Mütter waren von der Reaktion ihres Bauchbabys so angetan, dass sie das *Kyrie* nach der Geburt als Schlaflied einsetzten.

Flötenklänge machen ebenfalls ruhig

Auch Flötenmusik beruhigt das Bauchbaby. Sogar Kleinkinder werden ruhig, wenn sie Flötenmusik hören. Letzteres belegt ein Versuch in einer Kinderkrippe, bei dem Musikstudenten verschiedene Instrumente spielten. Auf manche Instrumente reagierten die Kinder sehr lebhaft, Flötenklänge dagegen beruhigten sie. Als die Flöte einsetzte, unterbrachen sie ihr Spiel, setzten sich vor den Flötisten hin und lauschten. Manche begannen am Daumen zu lutschen, und etliche machten es sich auf dem Schoß der anwesenden Mütter bequem.

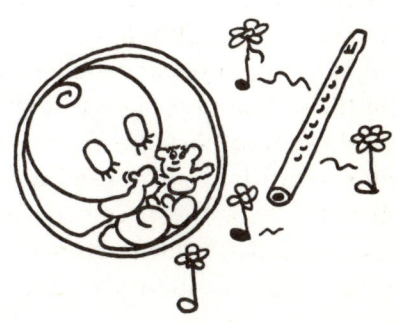

»Während meiner Schwangerschaft habe ich Flötenspielen
gelernt. Kürzlich fiel mir auf, dass mein Sohn zu weinen
aufhört, sobald ich spiele. Erst dachte ich, er mag Flötenklänge im Allgemeinen gern, deshalb versuchte ich es mal
mit einer CD. Das kam aber überhaupt nicht an. Ich muss
selbst spielen, und zwar genau die Stücke, die ich während
der Schwangerschaft immer wieder geübt habe.«

Musik ist 100 000 Jahre alt

*Vor etwa 100 000 Jahren entwickelten unsere Ahnen ein
Gespür für Musik: Die ersten musikalischen Äußerungen,
die der Mensch hervorbrachte, dürften Singen oder Trom-
meln gewesen sein. Die ältesten je gefundenen Überreste
eines Instrumentes sind Flötenteile. Man entdeckte sie
in Slowenien; ihr Alter wird auf etwa 93 000 Jahre ge-
schätzt. Flöten, auf denen sich tatsächlich noch spielen
ließ, fand man im chinesischen Jiahu; sie sind etwa 9000
Jahre alt.*

Trompetenschall regt an und aktiviert

Trompetenmusik wirkt auf Kleinkinder aktivierend. Als bei dem erwähnten Versuch in der Kinderkrippe die Trompete erklang, reagierten die Kinder sehr lebhaft, und zugleich wurde ihre Neugier geweckt. Sie gingen auf den Trompeter zu und wollten sein Instrument anfassen.

Klaviermusik macht aufnahmefähiger und aktiviert

Sehr wahrscheinlich werden Bauchbabys aktiv, wenn sie Klaviermusik hören. Sie bewegen sich mehr, aber nicht etwa wild und ruckartig, wie das oft bei Rockmusik der Fall ist, sondern ruhig und fließend. Nachgewiesen wurde dies im Rahmen der Studie, an der auch die »Chormütter« teilnahmen. Allabendlich, wenn die Mütter sich ausruhten, wurde den Bauchbabys Klaviermusik von Ludwig van Beethoven vorgespielt, und zwar die *Sonate Nr. 17 d-moll Op. 31, Nr. 2 »Der Sturm«.* Die Mütter notierten, wie oft und wie intensiv ihr Kind sich dabei bewegte. Nach der Geburt prüfte man erneut, wie die Kleinen auf das Klavier-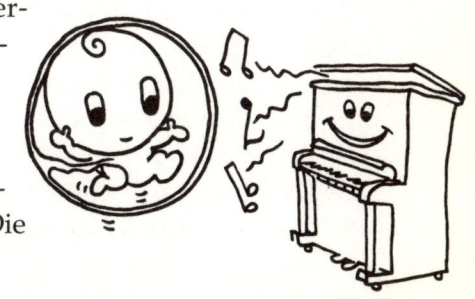stück reagierten. Das Resultat: Sowohl vor als auch nach der Geburt bewegten sich die Babys verstärkt, wenn sie die betreffende Musik hörten. Die

Neugeborenen zogen sogar hin und wieder die Augenbrauen zusammen.

Was ist nun der Grund, dass Klaviermusik diese Wirkung auf Babys hat? Beim Klavierspielen werden nach-
einander erklingende Einzeltöne erzeugt, das heißt, der
eine Ton geht nicht in den nächsten über, wie das bei der
menschlichen Stimme möglich ist. Eben diese Folge von
separaten Tönen, das Stakkatoartige, stimuliert die
Muskelaktivität. Dieser Effekt war auch beim Kinder-
krippen-Versuch zu beobachten: Als der Pianist sein Instrument erklingen ließ, setzten die Kleinkinder ihr Spiel
fort, wobei sie sich aber eher ruhig verhielten.

Jeder Stil löst eine andere Reaktion aus

Musik mit einem ruhigen Rhythmus, der der Herzfrequenz entspricht oder etwas langsamer ist, wirkt entspannend und beruhigend auf Neugeborene. Sie weinen
weniger, atmen tiefer, verdauen die Nahrung besser und
sind weniger krankheitsanfällig. Musik mit einem
schnellen Rhythmus hat den entgegengesetzten Effekt.
Sie wirkt anregend. Auch das Bauchbaby spürt schon die
verschiedenen Stile und reagiert darauf. Erklingt nach
einem schnellen Rhythmus wieder beruhigende Musik,
atmet es ruhiger, und sein Herz schlägt wieder langsamer. In den Klavierstücken von Mozart und Vivaldi
finden sich genau diejenigen Elemente, die Bauchbabys
oder Neugeborene zur Ruhe bringen. Ganz anders die
Musik von Beethoven und Brahms: Ihre Kompositionen
wirken eher anregend auf Kinder.

»Seit meine Tochter Angelika mit ›Baby‹ schwanger ist, lässt sie bei längeren Autofahrten immer *Die vier Jahreszeiten* von Vivaldi laufen. Hauptsächlich, weil ihr diese Musik seit jeher gut gefällt, aber auch, weil sie so beruhigend auf ›Baby‹ wirkt, was wiederum ihr zugute kommt. Da sie häufig längere Strecken im Auto unterwegs ist, hört sie nun schon seit Monaten Vivaldi. Neulich meinte sie nach einer längeren Fahrt lachend: ›Allmählich hängt mir Vivaldi zum Halse raus, aber dann denke ich immer: Es ist ja für einen guten Zweck!‹ Denn Autofahren bedeutet nun mal eine Anspannung, und wenn ›Baby‹ sich dabei ruhig verhält, ist das doch eine feine Sache.«

»Wir waren bei Freunden auf der Hochzeit. Als am Abend Musik gespielt wurde, war mein Bauch die ganze Zeit total hart. Offenbar mochte Molly die Musik nicht. Auf dem Nachhauseweg habe ich das Autoradio angestellt: Es lief gerade Easy-Listening-Musik. Davon wurde Molly gleich ruhiger. Tiefe Bässe dagegen quittierte sie immer mit Tritten; Housemusik war deshalb absolut nicht ihr Fall!«

»Wir nahmen an einem Geburtsvorbereitungskurs teil. Dort sollten wir ein Video gezeigt bekommen, das mit fröhlicher lauter Musik begann. Während ich ganz entspannt dasaß und auf den eigentlichen Film wartete, wurde Kiki sehr lebhaft – offenbar von der Musik. Ein andermal ist das Gleiche wieder passiert.«

TIPP
Wie sich Aktivität und Ruhe beim Bauchbaby äußern

Spüren Sie einmal nach, wie Ihr Baby auf unterschiedliche Musik reagiert. Selbstverständlich spielt dabei auch sein Temperament eine Rolle; manche Kinder bewegen sich nun einmal mehr als andere. Wenn sich Ihr Baby aber sehr viel stärker bewegt als sonst, dann behagt ihm wahrscheinlich die Musik nicht. Bewegt es sich mehr als gewohnt, aber eher ruhig und gleichmäßig, dann stimuliert die betreffende Musik seine Aufmerksamkeit und Aktivität. Wenn sich Ihr Kind weniger und ruhiger bewegt als üblich oder gar ganz still wird, können Sie davon ausgehen, dass die Musik beruhigend wirkt. Nutzen Sie Ihr Wissen auch nach der Geburt, und setzen Sie die jeweilige Musik ein, um Ihr Kleines zu beruhigen bzw. zu aktivieren.

Gewöhnung spielt eine Rolle

Das Bauchbaby gewöhnt sich an oft gehörte Musik. Das geht aus den Erfahrungen werdender Mütter hervor, die an »Musikversuchen« teilnahmen. An den ersten zwei, drei Tagen bewegten sich die Kleinen meist ruckartig, an den folgenden Tagen gingen sie beim Zuhören zu ruhigen Schwimmbewegungen über oder verhielten sich vollkommen ruhig. Setzten die Mütter ein paar Tage mit der Musik aus, begann das Ganze von vorn.

Nach der Geburt zeigten die »Musikbabys« andere Reaktionen als Kinder, die während der Schwangerschaft
keine besonderen »Musikerlebnisse« hatten. Erstere reagierten auf die Musik genau wie vor der Geburt, das
heißt, sie bewegten sich mitunter mehr, um sich dann
wieder eine Weile still zu verhalten: Ganz eindeutig hörten sie zu. Außerdem hatten sie die Augen öfter offen als
Babys, die nie oder nur selten Musik gehört hatten. Letztere hörten insgesamt weniger zu, aber im Grunde genommen war keine bestimmte Aussage für die gesamte
Gruppe möglich. Die Babys reagierten vielmehr völlig
unterschiedlich.

Die Mütter der »Musikbabys« waren vor allem davon
fasziniert, dass ihre Neugeborenen auf jede Art von
Musik exakt so reagierten wie während der Schwangerschaft. Klaviermusik löste ruhige, fließende Bewegungen
aus, und bei Chorgesang verhielten sie sich ganz still
oder bewegten sich langsam. Instrumentale Rockmusik
bewirkte heftige Bewegungen, doch wenn anschließend
wieder Chorgesang erklang, entspannten die Kleinen
sich sofort und lauschten aufmerksam.

»Ich traf mich jeden Donnerstag mit Freunden aus der
Kirchengemeinde. Bei diesen Zusammenkünften wurde
immer viel gesungen. Jedes Mal, wenn wir zu singen begannen, spürte ich, wie Molly sich in meinem Bauch zum
Rhythmus wiegte, erst ziemlich aktiv, dann etwas ruhiger.
War der Gesang zu Ende, teilte sie wieder Tritte aus, als ob
sie böse wäre.«

Aktivität und Ruhe ergänzen einander

Aktive und ruhige Phasen gehören zum Leben, sie wechseln sich ab und ergänzen einander. Stimulierende Musik regt uns geistig an, wir werden davon munterer und aufnahmefähiger. Beruhigende Musik dagegen verschafft uns die Möglichkeit zum Kraft tanken. Diese Effekte macht man sich auch im Geschäftsleben zunutze. Möchte ein Restaurantbesitzer beispielsweise erreichen, dass seine Gäste ruhig essen und gemütlich sitzen bleiben, legt er ruhige, romantische Musik auf. Sollen die Gäste dagegen möglichst bald wieder aufbrechen, um für die nächsten Platz zu machen, wird Musik gespielt, die zum verstärkten Einsatz der Kaumuskeln anregt, das heißt Musik mit einem schnellen Rhythmus.

Auch das Bauchbaby braucht aktive und ruhige Phasen. Zu manchen Zeiten sprüht es geradezu vor Energie, anschließend muss es sich wieder erholen. Dabei kann Musik eine große Hilfe sein. Auch Brutkastenbabys, die ohnehin schon viel durchstehen müssen, kommt beruhigende Musik sehr zugute.

»Während meiner gesamten Schwangerschaft habe ich Saxofon gespielt, wie sonst auch. Immer, wenn ich spielte, war es in meinem Bauch ziemlich ruhig, obwohl mein Töchterchen ansonsten äußerst lebhaft war.«

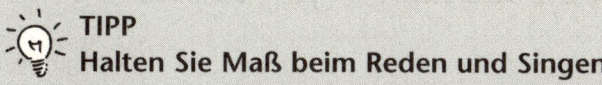

TIPP
Halten Sie Maß beim Reden und Singen

Sie sollten stets daran denken, dass Ihr Bauchbaby auch Ruhe braucht. Ein Baby, auf das fortwährend eingeredet oder dem ständig etwas vorgesungen wird, hat davon keinen Genuss. Viel eher bereitet ihm die Dauerbeschallung Stress.

TAGEBUCH
So haben wir dich mit Musik besser kennen gelernt

Musik können Sie bewusst zur Veränderung Ihrer eigenen Stimmung wie auch der Ihres Bauchbabys einsetzen. Experimentieren Sie ein wenig. Notieren Sie, mit welcher Musik Sie im Bauch Ruhe bewirken wollen, wenn Ihr Kleines einmal außer sich geraten ist. Wie reagiert es? Erreichen Sie den gewünschten Effekt? Und welche Musik ruft bei Ihrem Kind Aktivität hervor? Wiegt es sich lebhaft im Rhythmus der Musik, oder macht es eher ruhige Schwimmbewegungen? Wenn Sie herausgefunden haben, welche Musik Ihr Baby fasziniert, können Sie dieses Wissen nach der Geburt einsetzen – sei es, um das Kind zu unterhalten oder um es zu beruhigen.

Den Öhrchen
»aufs Trockene« helfen

Die Geburt bedeutet für das Baby eine enorme Umstellung. Das Baby selbst verändert sich dabei nicht, und auch seine »Weltsicht« bleibt erhalten. Vielmehr verändert sich die Welt um es herum. Es muss seine vertraute Wasserwelt verlassen und kommt sozusagen »über Wasser«. Damit gehen gravierende Änderungen einher, und das Baby macht völlig neue Erfahrungen, wie es sie im Mutterleib nicht kannte. Mit einem Mal muss es selbstständig atmen, es kann sich frei bewegen, spürt Wärme und Kälte, hört neue und lautere Geräusche, sieht grelleres Licht und spürt am Körper den Stoff von Kleidung. Es muss sich ordentlich anstrengen, um mittels Saugen und Schlucken Nahrung aufzunehmen. Außerdem muss sein Verdauungssystem erst noch richtig in Gang kommen. All das ist neu für das Kind.

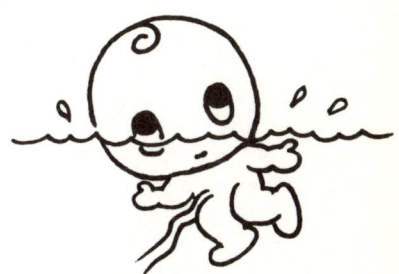

Altvertrautes macht es leichter

Man kann sich gut vorstellen, dass ein Neugeborenes angesichts all dieser Veränderungen auch etwas Bekanntes und Vertrautes braucht. Genau das können die Eltern ihm geben und ihm dadurch helfen, die Veränderungen zu verarbeiten und die Kluft zwischen Wasser- und Luftwelt zu überwinden.

Zurück zum innigen Körperkontakt

Körperkontakt erinnert das Neugeborene stark an seine frühere Umgebung und vermittelt ihm ein Gefühl von Geborgenheit. Bisher hatte der Mutterleib seinen Körper umfangen; es wurde zeit seines bisherigen Lebens durch die Bewegungen der Mutter massiert. Ihr Bauch war sein »Zuhause«, und es war eins mit all dem, was darin vor sich ging: mit dem rhythmischen Klopfen des Herzens der Mutter, dem Rauschen ihres Blutes und dem Rumoren im Magen. Es leuchtet also durchaus ein, dass das Baby nach der Geburt den innigen Körperkontakt genießt, kann es dabei doch wieder die bekannten Geräusche hören. Dieses vertraute Gefühl gibt ihm Sicherheit, wenn es seine neue Umgebung zu erkunden beginnt.

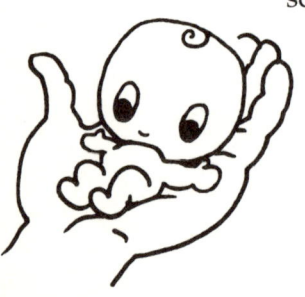

TIPP
Lassen Sie Ihr Neugeborenes
Sprache und Gesang spüren

Ihr Baby mag es, unmittelbar am Körper getragen zu werden. So kann es gesprochene Worte und Gesang nicht nur hören, sondern auch spüren. Fast ebenso intensiv wie früher im Bauch nimmt es die Schwingungen der mütterlichen Stimme wahr, und es spürt die rhythmischen Bewegungen, die beim Sprechen oder Singen entstehen. In Ländern, in denen Kinder üblicherweise viel am Körper getragen werden, lernen sie relativ schnell gehen und entwickeln ein gutes Gespür für Musik und Tanz.

Neue Hörerlebnisse

Ist das Baby geboren, kann es besser und deutlicher
hören, denn die Beschränkungen seiner Wasserwelt sind
entfallen. Kein Rumoren im Bauch »stört« mehr die anderen Geräusche. Alles klingt jetzt lauter. Worte sind
deutlicher zu hören, und erstmals nimmt das Kind auch
sehr hohe Laute wahr. Eine ganz schöne Umstellung für
solch ein kleines Wesen! Doch glücklicherweise muss es
den Übergang nicht von einer Minute auf die andere be-
wältigen. Anfangs befindet sich noch Fruchtwasser im
Mittelohr des Babys. Erst einige Tage nach der Geburt ist
die Flüssigkeit absorbiert, und nun hört das Baby »normal«. Es findet das Zuhören spannend, denn all die Ge-

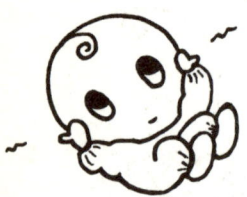

räusche, die ihm seit Monaten vertraut
sind, haben jetzt eine neue Dimension.
Das Kind hört sie anders und kann nun
ausmachen, woher sie kommen. Gar
nicht so einfach für das Kleine, die »Welt
des Schalls« neu für sich zu entdecken.

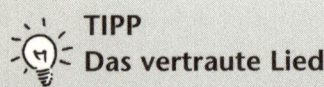

TIPP
Das vertraute Lied

*So unterstützen Sie Ihr Neugeborenes bei seiner Entde-
ckungsreise durch die neue Welt: Sprechen Sie mit ihm,
spielen Sie ihm Musik vor, oder – noch besser – singen Sie
ihm das Lied vor, das ihm vertraut ist und bei dem es im
Mutterleib immer ruhig wurde.*

»Ich bin Theos Vater. Für meinen Sohn habe ich mir ein Lied ausgedacht, das ich ihm während der Schwangerschaft jeden Abend vorgesungen habe. Es heißt *Liebes Baby mein*. Manchmal habe ich das Lied nur ein Mal gesungen, manchmal öfter. Gleich nach der Geburt sang ich es auch. Sofort drehte Theo sich zu mir her und lauschte aufmerksam und mit offenen Augen, während er seine kleinen Arme und Beine im Takt bewegte.

Inzwischen ist er zwei Monate alt. Wenn er ab und zu mal quengelig oder zappelig ist, kommt ›unser Lied‹ wieder zum Einsatz. Damit kriege ich ihn sogar still, wenn alles andere versagt, zum Beispiel, wenn er bei seiner Mutter im Tragesack ist und sich auch dann nicht beruhigt, wenn sie ihn darin schaukelt. Wir haben das in genau dieser Situation mehrfach ausprobiert. Ich sang *Liebes Baby mein,* und Theo wurde still. Wenn ich zu singen aufhörte, guckte er mich erst an, dann zappelte und heulte er erneut los. Sang ich dann wieder, wurde er still.«

TIPP
Wiegen zum Lieblingslied

Rhythmische Bewegungen wirken beruhigend, denn sie erinnern das Baby an seine Erfahrungen im Mutterleib. Wiegen Sie Ihr Kleines ruhig auch dann, wenn es sich rundherum wohl fühlt. Dadurch verstärkt sich das Wohlgefühl. Sollte es später einmal aufgeregt sein, ist es mit Wiegen leichter zu beruhigen. Als Rhythmus empfiehlt sich der Herzschlag. Das menschliche Herz schlägt etwa 72 Mal pro Minute, das entspricht in etwa dem idealen »Wiegetempo«. Mit einem Lied können Sie den beruhigenden Effekt noch verstärken. Am besten wählen Sie eines, das Sie dem Baby schon während der Schwangerschaft vorgesungen haben.

Warme Töne – wunderbar!

Babys mögen keine schrillen und durchdringenden Geräusche, Stimmen oder Musiktöne. Deshalb kommt der Klang von Streichinstrumenten mitunter nicht gut bei ihnen an. Geige, Cello und auch Gitarre klingen »über Wasser« vielfach so laut und grell, dass die Babyöhrchen schmerzen. Solche Klänge muss das Kind erst noch schätzen lernen, und das dauert seine Zeit. Am liebsten hört das Neugeborene Geräusche, Stimmen und Musiktöne, die warm, voll, rund und leicht gedämpft klingen. Diese Klangeffekte kommen durch viele Obertöne zustande.

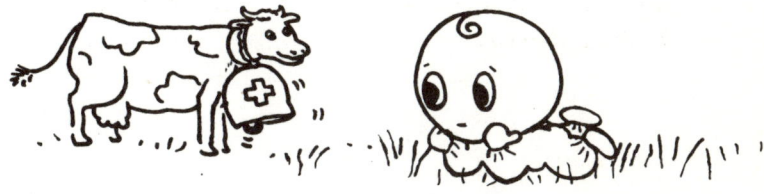

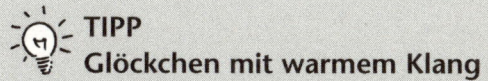

TIPP
Glöckchen mit warmem Klang

Suchen Sie für Ihr Baby Spielsachen aus, die warme Töne erzeugen. Glocken in allen Größen sind wunderbar geeignet, ebenso Spieluhren, Metallklappern und Musikmobiles, die im Luftzug klirren und klimpern. Damit stimulieren Sie den Forschergeist Ihres Babys.

Hohe Töne, tiefe Töne

Viele Babys reagieren bei hohen Lauten am aufmerksamsten. Wenn das auch für Ihr Kind gilt, sollten Sie dafür sorgen, dass es solche Geräusche öfter zu hören bekommt. Sehr tiefe Laute kommen bei Babys ebenfalls gut an, möglicherweise, weil sie an das Leben im Mutterleib oder auch an die vertraute Stimme des Vaters erinnern.

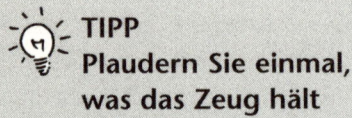

TIPP
Plaudern Sie einmal,
was das Zeug hält

Ihr Baby findet menschliche Stimmen faszinierend. Reden Sie deshalb so melodiös wie nur möglich mit ihm. Heben und senken Sie die Stimme, wechseln Sie immer wieder zwischen sehr hohen und sehr tiefen Tönen. Möglicherweise ist Ihnen schon aufgefallen, dass man das automatisch macht, wenn man mit einem Baby spricht. Sie können beim Plaudern übrigens durchaus mal übertreiben und beobachten, wie das Kleine darauf reagiert. Aber denken Sie daran, ihm genügend Zeit zum Reagieren zu lassen. Vor allem sollten Sie dem Kind beim Reden Ihre gesamte Aufmerksamkeit widmen. Seine »Antennen« registrieren es sehr wohl, wenn Sie abgelenkt sind.

Mit Musik geht alles besser ...

»Michael war ein schlechter Trinker. Wenn er an der Brust lag, guckte er sich immer wieder in aller Ruhe um, während ich ihn ständig zum Weitertrinken ermunterte. So ging das bis zu dem Tag, an dem ich Klaviermusik laufen hatte. Michael trank in einem fort, aber nicht etwa lustlos, sondern so richtig kräftig. Ich traute meinen Augen nicht. Erst dachte ich: ›Meine Güte, hat der heute aber Hunger!‹ Einen Zusammenhang mit der Musik stellte ich nicht her. Als die CD dann zu Ende war, hörte er auf zu trinken und guckte mich an, als wollte er sagen: ›Wo bleibt die Unterhaltung?‹ Daraufhin haben wir die CD noch mal von vorn gespielt, ich habe den Kleinen wieder angelegt und siehe da – er setzte die Mahlzeit mit Feuereifer fort.«

Viele Mütter berichten, dass ihr Baby besser trinkt und kräftiger saugt, wenn es dabei Musik hört. Verwunderlich ist das keineswegs. Babys genießen es, an der Brust zu liegen und sich den kleinen Magen zu füllen. Ebenso sehr genießen sie Musik – ihre Lieblingsmusik, wohlgemerkt. Das Gleiche gilt, wenn die Mutter behaglich mit ihrem Baby kuschelt und dabei singt. Zwei Annehmlichkeiten gleichzeitig – das macht so richtig Laune! Das Baby fühlt sich von der Musik gestreichelt, und später im Leben kann sie ihm helfen, unangenehmen Situationen etwas Positives abzugewinnen.

**TAGEBUCH
Wie gut hast du uns schon
im Bauch gekannt?**

*Erkennt Ihr Baby Papa, Mama und andere Personen aus
dem Familienkreis, die wichtig für es sind? Bleibt es ruhig,
wenn es Hundegebell und sonstige bekannte Alltags-
geräusche hört? Wirken Geräusche aus der Umgebung,
Musik oder Einschlafgeschichten, die das Baby kennt, beruhigend? Und wie steht es mit Ihnen? Sind Ihnen die Reaktionen Ihres Babys auf das, was in der Umgebung ge-
schieht, vertraut? Können Sie Ihr Kind auf irgendeine
Weise besänftigen, wenn es außer sich ist? Womit ist das
Kleine am besten zu unterhalten? Vielleicht mit Liedern
oder Geschichten, die ihm bereits vertraut sind? Wie reagiert es auf sehr hohe Laute, wie sie erst nach der Geburt
an seine Öhrchen dringen? Und wie verhält es sich, wenn
Mutter oder Vater beim Plaudern einmal kräftig übertreiben und in rascher Folge zwischen ganz hohen und ganz
tiefen Tönen wechseln?*

Wirkt Musik Wunder?

Was Wohlgeschmack für den Mund und Parfüm für die Nase ist, ist Musik für die Ohren! Musik bedeutet Genuss. Musik schmeichelt unseren Ohren. Ist Musik demnach reiner Luxus? Oder haben wir auch einen Nutzen davon? Hilft Musik unseren Kindern beim Lernen? Können sie sich dadurch besser auf ihre Hausaufgaben konzentrieren? Macht Musik uns gesund? Vieles spricht dafür, denn wenn jemand Musik sehr genießt, kann das Veränderungen im Körper bewirken. Das Herz schlägt ruhiger, der Blutdruck sinkt, und vielfach wird berichtet, dass Schmerzen beim Musikhören weniger stark empfunden werden. Nicht ohne Grund setzt man Musik bei Therapien ein. Können wir also den lieben langen Tag Housemusik hören? Hat jede Art von Musik heilsame Wirkung? Sehr wahrscheinlich nicht. Manche Forscher sind überzeugt, dass bestimmte Instrumente, Musikstile und Rhythmen sich positiv auf die Gesundheit des Menschen auswirken. Andere wiederum können sich das nicht vorstellen und zweifeln die Resultate ihrer Kollegen an. Daher sind die bisherigen Ergebnisse auf diesem Gebiet noch umstritten. Aber war das nicht auch vor 30 Jahren bei etlichen Erkenntnissen über Neugeborene der Fall? Und viel davon erwies sich letztendlich als zutreffend. Betrachten wir deshalb einmal, was man bislang herausgefunden hat. Vielleicht dauert es diesmal ja keine 30 Jahre, bis das Endergebnis »steht«.

Hat Musik auch auf Pflanzen positive Wirkung?

Nicht nur Menschen, sondern auch Pflanzen haben einen Nutzen von Musik. Sie wachsen angeblich schneller, wenn sie Beethoven »hören«, kümmern jedoch bald dahin, wenn man ihnen Heavy-Metal-CDs vorspielt.

Babys entwickeln sich schneller

Bei einem Versuch spielte man Babys im Mutterleib jeden Tag Musik vor, und zwar ab der 28. Schwangerschaftswoche. Die werdenden Mütter wurden angewiesen, sich währenddessen ganz ruhig zu verhalten. Man wollte Beeinträchtigungen der »reinen« Wirkung der Musik durch eventuelles Tanzen, Wiegen oder durch andere Bewegungen vermeiden. Nach der Geburt beobachtete man dann die betreffenden Babys und stellte fest, dass sie sich rascher entwickelten als eine Vergleichsgruppe. So wandten sie zum Beispiel den Blick früher zu Schallquellen hin. Sie hatten ihre Bewegungen schneller unter Kontrolle, und die Koordination zwischen Augen und Händen funktionierte bei ihnen besser. Früher als andere Babys begannen sie, ihr Spielzeug mit dem Mund zu untersuchen, Gesichtsausdrücke nachzuahmen und ihr Fläschchen mit beiden Händen festzuhalten. Außerdem machten sie früher erste Sprechversuche.

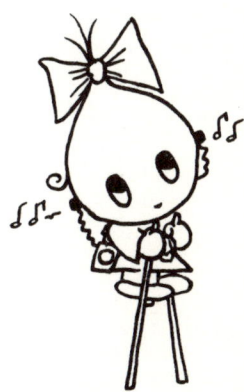

Mozart macht das Rennen

»Studenten schneiden bei Intelligenztests besser ab, wenn sie zuvor Musik von Wolfgang Amadeus Mozart gehört haben.« Als diese Meldung vor einigen Jahren in amerikanischen Zeitungen erschien, kam es zu einem Run auf die Plattenläden: Jeder wollte die eigens zusammengestellte Mozart-CD haben. Die Verkaufszahlen waren überwältigend. Bald darauf kam eine zweite Mozart-Spezial-CD auf den Markt, diesmal für Babys gedacht. Auch sie wurde ein Renner, und zwar deshalb, weil die Eltern davon ausgingen, dass auch ihr Kind leistungsfähiger würde, wenn es oft Mozart hörte. War nun etwas dran an der Sache? Und wie war man überhaupt auf diese Idee gekommen?

Besser räumlich denken mit Mozart-Musik

1993 fanden Forscher an der Universität von Kalifornien heraus, dass Studenten bessere Denkleistungen erbringen, wenn sie sich zuvor zehn Minuten lang Mozarts *Sonate für zwei Klaviere D-Dur KV 448* angehört hatten. Dabei waren sie folgendermaßen vorgegangen: 79 Studenten sollten beschreiben, wie eine zusammengefaltete und mehrfach eingeschnittene Serviette in aufgefaltetem Zustand aussieht. Nach dem ersten Durchgang durften es die Studenten noch einmal versuchen. Zuvor jedoch teilte man sie in mehrere Gruppen. Die eine Gruppe verbrachte die Zeit bis zum nächsten Versuch in völliger Stille. Eine zweite Gruppe bekam die Mozart-Sonate vorgespielt und eine dritte Musik von Philip Glass. Das Resultat des zweiten Durchgangs: Die Studenten aus der Mozart-Gruppe konnten die aufgefalteten Servietten erheblich besser beschreiben als die anderen. Sie erzielten somit bessere Ergebnisse auf dem Gebiet des abstrakten räumlichen Denkens, das für das mathematische Verständnis wichtig ist. Man nannte dieses Phänomen den *Mozart-Effekt*.

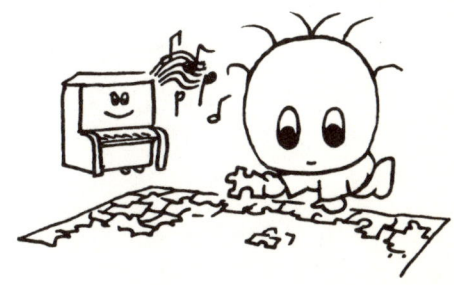

Macht Mozart auch Ratten schlauer?

Eine am Versuch mit den Studenten beteiligte Forscherin
spielte daraufhin 30 Ratten zwei Monate lang je zwölf
Stunden am Tag Mozarts *Sonate in D-Dur* vor. 80 weitere
Ratten wurden als Kontrollgruppe in vollkommener Stille
bzw. bei einem rauschenden Geräusch gehalten. Anschließend mussten sämtliche Tiere durch ein Labyrinth den
Weg zum Ausgang finden. Den »Mozart-Ratten« gelang
das um 27 Prozent schneller; ihre Fehlerquote lag 37 Prozent unter derjenigen der Kontrollgruppe. Der Forscherin
zufolge deuten die Resultate darauf hin, dass die Wirkung von Mozarts Klaviermusik auf Lebewesen eine
neurologische Grundlage hat. Ratten reagieren schließlich nicht emotional auf Musik – zumindest geht die Forscherin davon aus.

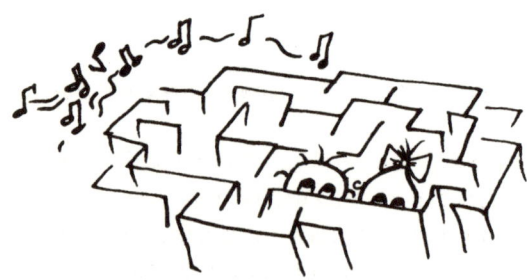

Umstrittener *Mozart-Effekt*

Nicht alle Wissenschaftler sind davon überzeugt, dass Mozarts Klaviermusik das räumliche Vorstellungsvermögen bei Menschen und Tieren beeinflusst. Einige wollten den Mozart-Effekt *widerlegen, indem sie den Versuch nachstellten: Sie kamen zu unterschiedlichen Resultaten. Einer der Forscher räumte später ein: »Es scheint tatsächlich so, als hätten die Mozart-Hörer den Serviettentest geübt.« Eine andere Forscherin, die einen Versuch mit insgesamt 1014 Studenten durchführte, bezeichnete ihre Ergebnisse als so bemerkenswert, dass eine weitere Untersuchung des* Mozart-Effekts *lohnend erscheine. Sie gab zu bedenken, dass sich grundsätzlich jede Neuentdeckung anzweifeln lasse, solange die Forscher noch nicht das Wesentliche von den Störfaktoren zu trennen wüssten.*

Alzheimerpatienten können besser denken

Eine weitere Forscherin setzte Mozarts *Sonate in D* bei einem Versuch zum Denkvermögen von 19 dementen Alzheimerpatienten ein. Das räumliche Denken bereitet Menschen, die an Alzheimer leiden, oft Schwierigkeiten. Nach einer zehnminütigen »Dosis« Mozart jedoch gelang es den Testpersonen wesentlich besser. Überraschend war, dass sich kein vergleichbarer Effekt bei Unterhaltungsmusik aus den Dreißigerjahren zeigte, bei Musik also, an die sich die Patienten noch gut erinnerten.

Epileptische Anfälle werden weniger

An einer anderen Untersuchung nahmen 36 Patienten teil, die fast ständig an epileptischen Anfällen litten. Auch ihnen spielte man Mozarts *Sonate in D* vor. Infolgedessen traten bei 29 Personen die Anfälle seltener auf und dauerten kürzer an. Diese Wirkung zeigte sich bereits, als die Musik gerade erst begonnen hatte. Anschließend untersuchte man, ob sich der gleiche Effekt auch

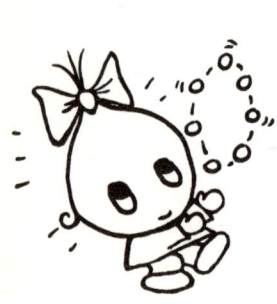

mit Musik von Philip Glass und mit Popmusik erzielen ließ, was aber nicht der Fall war. Das Fazit des Forschers, der den Versuch leitete: »Wer nicht an den *Mozart-Effekt* glaubt, der mag an den Studien zur Intelligenz Kritik üben, die Anzahl epileptischer Anfälle dagegen kann jeder sehen und zählen.«

Mozarts Geheimnis

Was hat es nun mit Mozarts Klaviermusik auf sich, dass sie die geistige Leistungsfähigkeit beim Menschen steigert? Um herauszufinden, was diese Musik so außergewöhnlich macht, analysierte ein Gehirnforscher Hunderte von Musikwerken: Stücke von Mozart, Chopin und 55 weiteren Komponisten. Er untersuchte, wie lange es jeweils dauerte, bis die Lautstärke der Musik nach dem Abnehmen wieder anschwoll. Dabei wurden nur Intervalle von über zehn Sekunden berücksichtigt. Das Resultat: Mozarts Musik hat die Tendenz, alle dreißig Sekunden anzuschwellen, und eben dieses Phänomen kommt bei seinen Stücken zwei bis drei Mal häufiger vor als bei denen anderer Komponisten. Da viele Funktionen des Zentralnervensystems ebenfalls in Intervallen dieser Länge ablaufen, hält der Gehirnforscher die »Dreißig-Sekunden-Wellen« in Mozarts Stücken für das Element mit dem stärksten potenziellen Einfluss auf das Gehirn. Man könnte Mozarts Musik somit als am meisten »hirneigen« bezeichnen.

Das Gehirn ist aktiver

Im Rahmen einer weiteren Studie beobachteten Gehirnforscher mittels Scanbildern, welche Gehirnbereiche beim Hören von Mozart, von Unterhaltungsmusik aus den Dreißigerjahren und von dem Klavierstück *Für Elise* von Beethoven aktiv waren. Dabei registrierten sie eine Besonderheit: Nur wenn die Testpersonen Mozart hören, war das Großhirn komplett markiert, das heißt, es waren auch diejenigen Bereiche aktiv, in denen die Feinmotorik, das Sehen und verschiedene höhere Denkprozesse angesiedelt sind. Die betreffenden Bereiche spielen beim räumlichen Denken eine Rolle, sind also wichtig für das mathematische Verständnis.

Sind Musikeffekte dauerhaft?

In mehreren Versuchen wurde nachgewiesen, dass Klaviermusik von Mozart das menschliche Gehirn beeinflusst, und sei es auch nur kurzzeitig. Als Nächstes stellte sich die Frage, ob Musik auch dauerhafte Wirkung haben kann. Die Ergebnisse des Versuchs einer Forscherin, die sich mit Kindern im Vorschulalter befasste, legen dies nahe. Sie stellte fest, dass die Kinder nach sechs Monaten Klavierunterricht ein zerschnittenes Bild von einem Dromedar schneller zusammensetzen konnten als Gleichaltrige, die nie Klavierstunden gehabt hatten. Die »Klavierkinder« hatten also schon nach sechsmonatigem Musikunterricht ein besseres räumliches Vorstellungsvermögen entwickelt. Nach zwei Jahren Klavierunterricht – so stellte die Forscherin fest – war der Effekt nicht mehr zeitweilig, sondern dauerhaft. Sie folgerte daraus, dass Musik bei kleinen Kindern offenbar die Vernetzung der Nervenzellen im Gehirn fördert. Viel Musik in der Kindheit könnte demnach dauerhafte Vorteile für das spätere Leben bringen.

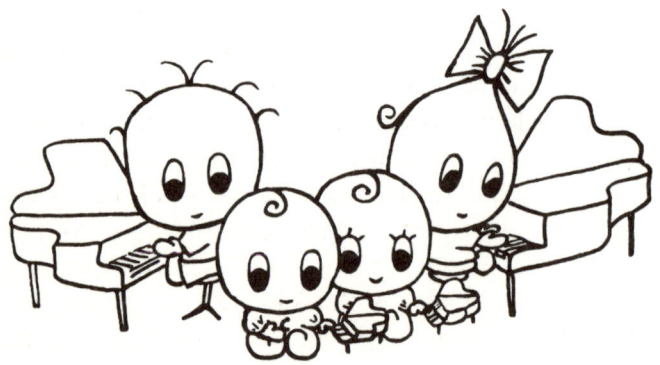

Nachwort

Das Bauchbaby »wird von der Psyche der Frau ›mariniert‹«.

Aus dem Buch *The prenatal person; Frank Lane's maternal-fetal distress syndrome* von S. M. Maret. New York: University Press of America, 1997.

Wir hoffen, dass wir Ihnen die Augen öffnen konnten für das faszinierende Leben des Mini-Menschleins im Mutterleib und für die Rolle, die der werdenden Mutter dabei zukommt. Ihr Erleben prägt die ersten Erfahrungen des Kindes mit Sprache und Musik. Ihr Einfluss ist allumfassend – wobei man bedenken muss, dass erst ein Zipfel des Schleiers gelüftet ist.

Aber was auch immer Sprache und Musik bewirken, am Anfang steht der Genuss. Verhelfen Sie Ihrem Bauchbaby dazu: Achten Sie darauf, was es gerne mag, und bieten Sie ihm genau das. Nicht etwa, um aus Ihrem Kind einen kleinen Einstein, Mozart, Beckenbauer oder Shakespeare zu machen, sondern damit es ihm an nichts fehlt, damit Sie eine schöne Zeit zusammen haben. Ein Kind, das sich wohl fühlt, entwickelt automatisch alle seine Möglichkeiten. Ohne Belastungen kann es sich voll entfalten. Wenn Sie, die Eltern, und Ihr Baby sich rundherum wohl und zufrieden fühlen und schon vor der Geburt Kontakt

miteinander aufnehmen, sei es durch Musik, Lieder, Ge-
dichte oder kleine Plaudereien, dann ist das der beste
Vorsprung, den Sie Ihrem Kind fürs Leben verschaffen
können. Gut begonnen ist halb gewonnen!

Register

HURRA, WIR WERDEN ELTERN

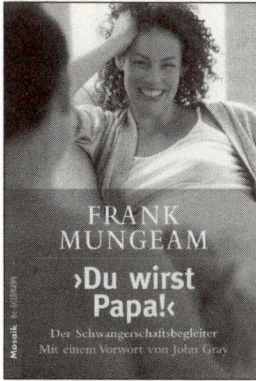

16260

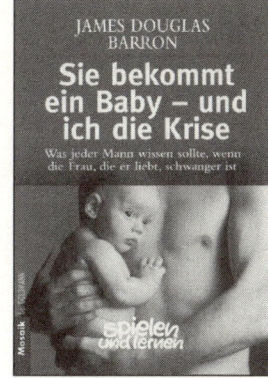

16211

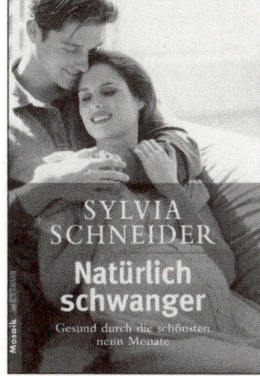

16261

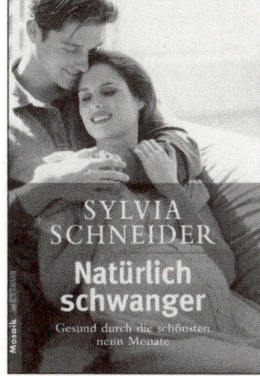

16168

Mosaik beiGOLDMANN

GOLDMANN